中医适宜技术操作入门丛书

图解

内科病推拿

总 主 编　张伯礼

副总主编　郭 义　王金贵

主 编　王 红

U0285436

中国健康传媒集团

中国医药科技出版社

内 容 提 要

　　本着"看得懂、学得会、用得上"的编写原则，本书重点突出内科病推拿的临床操作技术及相关知识。全书图文并茂，更配以操作视频，用二维码的形式附于正文相应位置，方便实用，真正实现"看得见的操作、听得见的讲解"。适合广大针灸推拿临床工作者、基层医师及中医爱好者参考阅读。

图书在版编目（CIP）数据

图解内科病推拿 / 王红主编 . —北京：中国医药科技出版社，2018.1
（中医适宜技术操作入门丛书）
ISBN 978-7-5067-9630-9

Ⅰ . ①图…　Ⅱ . ①王…　Ⅲ . ①内科—疾病—推拿—图解　Ⅳ . ① R244.1-64

中国版本图书馆 CIP 数据核字（2017）第 250809 号

本书视频音像电子出版物专用书号：　ISBN 978-7-88728-199-9

9 787887 281999 >

美术编辑　陈君杞
版式设计　也 在

出版　**中国健康传媒集团** | 中国医药科技出版社
地址　北京市海淀区文慧园北路甲 22 号
邮编　100082
电话　发行：010 – 62227427　邮购：010 – 62236938
网址　www.cmstp.com
规格　710 × 1000mm $\frac{1}{16}$
印张　20 $\frac{1}{4}$
字数　304 千字
版次　2018 年 1 月第 1 版
印次　2019 年 1 月第 2 次印刷
印刷　北京盛通印刷股份有限公司
经销　全国各地新华书店
书号　ISBN 978-7-5067-9630-9
定价　**59.00 元**

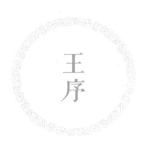

王序

　　中医药是中国古代科学技术的瑰宝，是打开中华文明宝库的钥匙。一直以来，中医药以独特的理论、独特的技术在护佑中华民族健康中发挥着独特的作用。正如习近平总书记在全国卫生与健康大会上所强调的，中医药学是我国各族人民在长期生产、生活和同疾病做斗争中逐步形成并不断丰富发展的医学科学，是我国具有独特理论和技术方法的体系。

　　"千淘万漉虽辛苦，吹尽狂沙始见金。"从针刺到艾灸，从贴敷到推拿，从刮痧到拔罐，这些技术经过历史的筛选，成为中医药这个宝库中的珍宝，以其操作便捷、疗效独特、安全可靠受到历代医家的青睐，并深深地融入人民群众的日常生活中。这些独特的技术不仅成为中医药独特的标识基因，更成为人民群众养生保健、疗病祛疾的重要选择。

　　党的十八大以来，以习近平同志为核心的党中央把中医药提升到国家战略高度、作为建设健康中国的重要内容，提出了一系列振兴发展中医药的新思想、新论断、新要求，谋划和推进了一系列事关中医药发展的重大举措，出台了《中华人民共和国中医药法》，印发了《中医药发展战略规划纲要（2016—2030 年）》，建立了国务院中医药工作部际联席会议制度，发表了《中国的中医药》白皮书，推动中医药从认识到实践的全局性、深层次的变化。

　　刚刚胜利闭幕的党的十九大，作出了"坚持中西医并重，传承发展中医药事业"的重大部署，充分体现了以习近平同志为核心的党中央对中医药工作的高度重视和亲切关怀。这为我们在新时代推进中医药振兴发展提供了遵循、指明了方向。

习近平总书记指出，坚持中西医并重，推动中医药与西医药协调发展、相互补充，是我国卫生与健康事业的显著优势。近年来，我们始终坚持以人民为中心的发展思想，按照深化医改"保基本、强基层、建机制"的要求，在基层建立中医馆、国医堂，大力推广中医适宜技术，提升基层中医药服务能力。截至 2016 年底，97.5% 的社区卫生服务中心、94.3% 的乡镇卫生院、83.3% 的社区卫生服务站和 62.8% 的村卫生室能够提供中医药服务。"十三五"以来，我们启动实施了基层中医药服务能力提升工程"十三五"行动计划，把大力推广中医适宜技术作为工作重点，并提出了新的更高的要求。

在世界中医药学会联合会中医适宜技术评价与推广委员会、中国健康传媒集团和天津中医药大学的大力支持下，张伯礼院士、郭义教授组织专家对 21 种中医适宜技术进行了系统梳理，包括拔罐疗法、推拿罐疗法、皮肤针疗法、火针疗法、刮痧疗法、耳针疗法、电针疗法、水针疗法、微针疗法、皮内针疗法、子午流注针法、刺络放血疗法、穴位贴敷疗法、穴位埋线疗法、艾灸疗法、自我康复推拿、小儿推拿、推拿功法、伤科病推拿、内科病推拿、食养食疗法，从基础理论、技法介绍、临床应用等方面详细加以阐述，编纂成《中医适宜技术操作入门丛书》。该丛书理论性、实用性、指导性都很强，语言通俗，图文并茂，还配有操作视频，适合基层医务工作者和中医爱好者学习使用。

希望这套丛书能够让中医适宜技术"飞入寻常百姓家"，更好地造福人民群众健康，为健康中国建设作出贡献。

国家卫生计生委副主任

国家中医药管理局局长

中华中医药学会会长

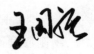

2017 年 10 月

张序

2016 年 8 月，全国卫生与健康大会在北京召开。这是新世纪以来，具有里程碑式的卫生工作会议，吹响了建设健康中国的号角。习近平总书记出席会议并发表重要讲话。他强调，没有全民健康，就没有全面小康。要把人民健康放在优先发展的战略地位，以普及健康生活、优化健康服务、完善健康保障、建设健康环境、发展健康产业为重点，加快推进健康中国建设，为用中国式办法解决世界医改难题进行了具体部署。

习近平总书记指出，在推进健康中国建设的过程中，要坚持中国特色卫生与健康发展道路。预防为主，中西医并重，推动中医药和西医药相互补充、协调发展，努力实现中医药健康养生文化的创造性转化、创新性发展。中医药要为健康中国建设贡献重要力量。

中医药学是中华民族在长期生产与生活实践中认识生命、维护健康、战胜疾病的经验总结，是中国特色卫生与健康的战略资源。广大人民群众在数千年的医疗实践中，积累了丰富的防病治病经验与方法，形成了众多有特色的中医实用适宜技术。前几十年，由于以药养医引致过度检查、过度医疗，使这些适宜技术被忽视，甚至丢失。这些技术简便验廉，既可以治病，也可以防病保健；既可以在医院使用，也可以在社区家庭应用，在健康中国的建设中大有可为，特别是对基层医疗单位具有重要的实用价值。

记得 20 世纪六七十年代有一本书，名为《赤脚医生手册》，这本深紫色塑料皮封面的手册，出版后立刻成为风靡全国的畅销书，赤脚医生几乎人手一册。从常见的感冒发热、腹泻到心脑血管疾病和癌症；从针灸技术操作、中草药到常用西药，无所不有。在长达 30 年的岁月里，《赤脚医生手册》不仅在经济不发达的缺医少药时代为我们国家培养了大量赤脚医生和基层工作人员，解决了几亿人的医疗问题，立下汗马功劳，这本书也可以说是全民健康指导手册。

编写一套类似《赤脚医生手册》的中医适宜技术丛书是我多年的夙愿。现在在医改深入进程中，恰逢其时。因此，我们组织天津中医药大学有关专家，在世界中医药学会联合会中医适宜技术评价和推广委员会、中国针灸学会刺络与拔罐专业委员会的大力协助下，在中国医药科技出版社的支持策划下，对千百年来医家用之有效、民间传之已久的一些中医适宜技术做了比较系统的整理，并结合医务工作者的长期实践经验，精心选择了 21 种中医适宜技术，编撰了这套《中医适宜技术操作入门丛书》。

丛书总体编写的原则是：看得懂，学得会，用得上。所选疗法疗效确实，安全性好，针对性强，重视操作，力求实用，配有技术操作图解，清晰明了，图文并茂，并把各技术操作方法及要点拍成视频，扫二维码即可进入学习。本丛书详细介绍了各种技术的操作要领、操作流程、适应证和注意事项，以及这些技术治疗的优势病种，使广大读者可以更直观地学习，可供各级医务工作者及广大中医爱好者选择使用。当然，书中难免会有疏漏和不当之处，敬请批评指正，以利再版修正。

中国工程院院士

天津中医药大学校长　　张伯礼

中国中医科学院院长

2017 年 7 月

前言

　　中医是中华民族在长期的生产与生活实践中认识生命、维护健康、战胜疾病的宝贵经验总结。广大人民群众在数千年的医疗实践中积累了丰富的防病治病的方法，从而形成了众多中医特有的实用疗法。它们是我国传统医学宝库中的一大瑰宝，也是中医学的重要组成部分。

　　为了继承和发扬这些中医特有的宝贵经验，普及广大民众的医学保健知识，满足广大民众不断增长的自我保健需求，中国医药科技出版社和世界中医药学会联合会组织有关专家，根据中医药理论，对千百年来民间传之已久、医家用之于民、经实践反复验证而使用至今的一些中医实用技术做了系统整理，并结合医务工作者们的长期实践经验，精心选择了21种中医实用疗法，编撰了这套《中医适宜技术操作入门丛书》。

　　本丛书所选疗法疗效确实，针对性强，有较高的实用价值。本着"看得懂，学得会，用得上"的原则，我们在编写过程中重视实用和操作，文中配有操作技术的图解，语言表达生动具体、清晰明了，力求做到图文并茂，并把各技术操作方法及要点拍成视频，主要阐述它们的技术要领、规程、适应证和注意事项，使广大读者可以更直观更简便地学习各种技术的具体操作流程。这些适宜技术不但能够保健治病，在关键时刻还可以救急保命，具有疗效显著、取材方便、经济实用、操作简便、不良反应少等特点，非常适合基层医疗机构推广普及，有的疗法老百姓也可以在医生的指导下用来自我治病和保健。

　　本丛书在编写过程中得到了世界中医药学会联合会和中国医药科技出版社的大力支持，中医界众多同道也提出了许多有建设性的建议和指导，由于条件有限，未能一一列出，在此我们深表谢意。由于编者水平有限，书中难免会有疏漏和不当之处，敬请批评指正。

丛书编委会

2017 年 7 月

推拿疗法是中医学巨大宝库的重要组成部分，是中医的一门传统外治法，是人类最古老的治疗技术之一。人类自原始社会劳动生产过程中发现体表的拍抚等动作可缓解疼痛，而后并不断积累经验，总结、提高、凝练出推拿疗法。从远古时期到现代社会，经过数千年时光的冲刷，推拿疗法不仅没有黯淡，相反却成为中医疗法中一颗璀璨的明珠，绽放出更加夺目的光芒。在药物及保健品泛滥的当今社会，推拿疗法作为一种自然疗法，其绿色、安全、无损伤及无毒副作用的优势受到了人们的普遍关注，其临床应用得到了很大程度的普及。因此，编写一部能够帮助广大读者学习推拿，以便于其在家中进行一定程度的自我治疗与保健的手册是非常有必要的。而推拿疗法具有的简便易行的特点，其施术过程不受时间、地点、环境的限制，这对于基层临床工作者、初入临床的中医师，各级诊所提高临床疗效，丰富治疗手段非常有利，这也是我们编写本书的初衷。

目前，推拿治疗软组织疾患已普遍为人们所接受，我们常常可以见到应用推拿治疗颈肩腰腿痛等疾病的例子，但其对于内科疾患的良好治疗作用尚未引起人们的足够重视。在关于中医学理论体系的古典医学巨著《黄帝内经》中，已有大量应用推拿治疗内科疾病的记录，其中有不少关于其镇静安神、止痛、退热作用的描述，在其《灵枢·经筋》《灵枢·杂病》《灵枢·癫狂》等篇章中亦有应用推拿治疗痿证、口眼歪斜和胃痛等多种病症的记载，可见推拿疗法在其出现的早期就已经开始被广泛应用于内科病的治疗。目前，推拿疗法在消化、呼吸等系统疾病中的显著治疗效果已得到普遍认可，对于较常见的发热、咳嗽等症状的治疗应用也极为多见。鉴于内科疾病的范围极其宽广，发病机制复杂多样，而推拿疗法有相对适应证，为了力求让每一位读者都能够通过本书获益，我们参考了多版《推拿学》教材及相关书籍，检索了多个期刊数据库，并结合自身的临床经验，共筛选出适用于推拿疗法的19种内科疾病及5种妇科疾病（作为附篇），成为撰写本书各论部分的重点。而在推拿手法的选择上，也力求以易于掌握、操作技巧较低、广泛应用于内科病治疗、施术风险小的手法为主。比如扳法虽在多版《推拿学》中均作为基础手法进行介绍，但其在内科病治疗中的应用并不多。另一方面，颈部、腰部等扳法操作需要掌握的要点非常多，即便是临床从业人员也常常需在影像学等相关检查的支持下进行施术，读者通过简单的学习便应用该类手法开展治疗并不现实，盲目施术甚至可能造成十分严重的后果，因此我们并未将扳法纳入到本书的基础手法中。考虑到本书主要介绍的是内科疾病的推拿治疗，且读者大多并非中医推拿领域的执业人员，故经过反复讨论，几次易稿，最终确定了16种单式手法及5种复式手法作为本书部分手法介绍的重点。

本书在写作上力求言简意赅，且非常注重对于图片的使用，全书的配图占到了总版面的一半，图文并茂，在技法及各论部分的每一个操作之后都配有相关图片，并对操作的关键点进行了注释，便于帮助读者理解操作方法。为了进一步帮助广大读者学习手法操作，我们还专门录制了配套的视频资料，更动态直观地展现推拿操作过程。辨证论治对于初次接触中医的读者来说有一定的困难，为此我们将各个证型的典型症状与舌脉分门别类，以流程图的形式进行展现，降低了辨证的难度，避免了读者在应用过程中出现术不对证的情况。在附录部分中，我们还列举了本书所涉及的所有穴位的定位及简易取穴方法，方便读者精准定穴。

总体来说，在全书写作过程中，我们始终将易学易用作为撰写的主要原则，确保读者在学习及应用过程中零障碍。在此基础上，努力保证本书的实用性，让每个读者都能从中获益。在整个编写过程中，我们得到了多方面的支持，尤其是相关图片及视频的拍摄与编辑工作者们，如没有诸多同道的帮助难以高质量地完成，在此向你们表示最衷心的感谢。

虽经不断努力，克服了撰写过程中的种种困难，但鉴于编者水平有限，加之时间仓促、篇幅有限，书中难免存在不尽完善之处，希望诸位同道及广大读者不吝指正。

编　者

2017 年 6 月

目录
CONTENTS

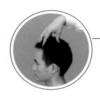

001~010

基础篇

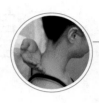

图解
内科病推拿
TUJIE
NEIKEBING
TUINA

011~039

技法篇

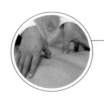

041~247

临床篇

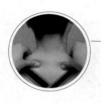

图解 内科病推拿

TUJIE
NEIKEBING
TUINA

基础篇

第一节　内科病推拿发展源流

目前认为，推拿疗法可能起源于原始人类在繁重而艰苦的日常社会劳动过程中，对疾病部位不自主地抚摸和拍打。当疼痛减轻后，人类获得了相关经验，进而发展成为一种医疗行为，经过不断提炼后，成为推拿疗法。

秦汉时期

推拿疗法开始出现

先秦时期，推拿成为治疗内科病的重要手段。1973 年，长沙马王堆出土的《导引图》中描绘了捶背、按压等自我推拿动作，且注明了所防治的相关疾病。湖北省江陵县张家山出土的《引书》中记载了采用腰部踩踏法及后伸扳法治疗痢疾。此外，先秦时期推拿疗法还应用于急救，《周礼注疏》中记载："扁鹊治虢太子暴疾尸厥之病……子术按摩。"此描述了春秋战国期间，扁鹊使用推拿等疗法抢救尸厥病人。

至秦汉时期，推拿专著《黄帝岐伯按摩》十卷中已有防治疾病的大量记载。目前现存最早的中医古典医学巨著《黄帝内经》中有不少关于推拿疗法的记载，对推拿疗法行气活血、疏通经络、止痛退热等作用进行了描述。《金匮要略》中甚至有关于应用推拿疗法抢救自缢者以及推拿介质的相关记载。

晋代推拿手法由简单的按压、摩擦发展到了双手协同操作,《肘后救卒方》中记载了用于治疗急性腹痛的早期捏脊法。隋朝时,国家最高医学教育机构——太医署,设有按摩博士一职。唐代时,太医署内已设有按摩科,推拿疗法广泛应用于内科、儿科病,《唐六典》中认为推拿治疗可达到除风、寒、暑、湿等效果。此外,推拿疗法也被广泛应用于养生保健,并与日本、印度等国开展了交流。进入宋代以后,人们对推拿疗法的认识进一步深入,提出推拿的治疗作用应结合其施术的形式进行具体分析。金代张从正在《儒门事亲》中提出推拿具有汗、吐、下的作用。

隋唐宋元时期

推拿疗法
不断发展

明代时,原专指小儿按摩的"推拿"一词,开始广泛取代按摩的概念。清代,太医院并未设置推拿专科,但推拿疗法在理论与临床实践上都得到了一定的发展。推拿疗法作为一种中医外治方法,与其他疗法相互结合,互为补充。清·吴尚先所著《外治医说》中,将推拿、针灸等数十余种外治法列举,并详细介绍了药膏熬制及外用方法,促进了膏摩的发展。

明清时期

推拿疗法
形成时期

民国时期,由于政府不重视中医,推拿疗法的存在与发展主要分散于民间。各地域间缺乏交流,但由于推拿疗法的自身特点,在西方医学知识的影响下,广泛吸收了解剖、

近现代

推拿疗法
蓬勃发展

生理学的相关理论知识，使推拿疗法有了进一步的发展。

新中国成立以来，推拿学的发展受到了党和国家的高度重视。全国的高等中医院校均设置有推拿专业，教育层次亦不断提高，至20世纪90年代后期，已经有院校开始招收推拿学的博士研究生。推拿领域出现一批专家学者，并发展出了新的推拿流派，例如："腹部推拿流派"的创始人胡秀璋先生，强调腹部腧穴对疾病的治疗作用，运用腹部推拿治疗脏腑疾病，屡起沉疴。头痛、眩晕、失眠、咳喘、心悸、腹泻、便秘等内科病的治疗均写入了推拿学教材，推拿学科从基础研究到临床实践都出现了空前繁荣的景象。

第二节　推拿的作用原理和治疗原则

一、作用原理

推拿疗法通过具体的操作手法作用于人体特定部位，进而影响人体生理活动，达到扶正祛邪、治愈疾病的目的。

通经活络
行气活血

人体的经络系统内属于脏腑，外络于肢节，沟通人体上下及表里。人之气血运行于经络系统内，维持正常的生理功能。经络阻塞，气血通行不畅，百病乃变化而生。

推拿疗法作用于人体的经络腧穴，可通过手法的刺激作用推动气血运行，同时，在操作过程中产生热效应，散寒止痛，加速气血活动。

行气散瘀
舒利关节

《灵枢·本脏》提出："血和则经络流利，营复阴阳，筋骨劲强，关节清利也。"筋肉关节受损，必然导致气滞血瘀，发生肿痛，影响筋骨关节活动。

推拿疗法作用于损伤局部，通过手法的作用促进气血运行，行气散瘀，消肿止痛。此外，推拿手法可松解损伤部位的粘连，促进关节局部体液循环，达到舒利关节的目的。

调理脏腑 扶正祛邪

疾病的发生、发展过程即正邪交争、盛衰消长的过程。《素问遗篇·刺法论》记载："正气存内，邪不可干。"《素问·评热病论》指出："邪之所凑，其气必虚。"《灵枢·口问》提出："故邪之所在，皆为不足。"可见机体正气充盛，则邪气不能侵袭人体。脏腑功能失调或减退，则气血生化失常，进而正气虚弱，易受邪气侵袭，这在内科疾病中表现得尤为明显。

推拿疗法作用于人体，可通过刺激经络及相应腧穴调整失常的脏腑功能，使气血化生及运行恢复正常，加强了机体的抗病能力，达到调理脏腑、扶正祛邪的目的。

二、治疗原则

辨证论治 整体观念

辨证论治是中医治疗体系的精华，将四诊所得信息综合分析后确定推拿治疗的具体施术方法，选择相应的操作手法、穴位及部位，进行具体的推拿治疗。这是推拿疗法将中医理论与实践结合的具体表现。

中医学认为人体是一个有机的整体，人体各个组成部分之间在结构与功能上相互协调影响，此为人体生理上的整体性。各脏腑之间，在生理上协调配合，在病理过程中也相互影响。推拿疗法在施术过程中注重对影响疾病病理过程的各个脏腑功能进行调理，治疗方式立足于整体观念。

标本兼顾
缓急同治

疾病有其自身的发生、发展过程，其外部症状常常只是疾病的表象，其内在本质需要通过四诊合参后分析得出。推拿疗法施术过程中，往往注重标本兼顾，缓急同治。既处理疾病的主要矛盾，又治疗其次要矛盾；既治疗疾病的急性症状，又兼顾其慢性症状。

动静结合
以动为主

推拿疗法是一种以运动为主的治疗方法，其在操作过程中会根据疾病类型、病情、病生理状况的不同选择恰当的手法、操作强度、频率、幅度。而在运动的治疗过程中，应注意"动静结合"，医患双方应精神集中，动中有静；同时患者在治疗后注意功能锻炼和必要的休息相结合，以达到最佳的治疗效果。

第三节　推拿的适应证和禁忌证

适应证

　　应用推拿方法治疗内科疾病的适应证应包括以下特点：①依据专科检查结果已明确诊断，相关研究已证实推拿疗法有确切临床效果。②如施术过程中需应用调整关节类手法，在施术前已依据相关影像学等检查结果排除禁忌证。③如推拿治疗为辅助性疗法，治疗方案中已配合其他主要治疗。④患者无骨折、出血、外伤及严重心脑血管疾病。

　　临床常见适用于推拿治疗的内科、妇科病症包括：头痛、眩晕、失眠、高血压、感冒、慢性支气管炎、功能性消化不良、便秘、呃逆、腹泻、胃脘痛、肥胖、糖尿病、高脂血症、冠心病、癃闭、面瘫、心悸、中风后遗症、月经不调、痛经、急性乳腺炎、缺乳、乳腺囊性增生病等。

禁忌证

　　包括以下情况的患者不宜应用推拿疗法：①各种骨折、出血性疾病、外伤、烧烫伤及皮肤病患者。②缺少相关化验检查，不能明确诊断的患者。③缺乏影像检查结果，施用调整关节类手法可能加重病情，患者在施术过程中严禁施用该类手法。④严重心脑血管疾病患者。⑤施术过程中不能配合推拿治疗（酗酒、精神疾病）的患者。⑥经期及妊娠期妇女其腹部及腰骶部应禁止施术。⑦体质虚弱、重度疲劳及空腹患者。

第四节　常用介质

推拿时，为了减少对皮肤的摩擦损伤，或者为了提高治疗效果，借助某些药物的辅助作用，可在推拿施术部位的皮肤上涂些液体、膏剂或洒些粉末，这种液体、膏剂或粉末统称为推拿介质。常见的推拿介质有以下几种。

按摩乳　四季均可应用，擦法和按揉法时常用此药，能增强通经活络的功效。

葱姜汁　由葱白和生姜捣碎取汁使用，能加强温热散寒的作用，常用于冬春季节及小儿虚寒证。

薄荷水　多用于夏季，能够润滑皮肤、清热解表、消暑退热。一般用于小儿外感风热或暑热导致的发热、咳嗽。

凉水　即洁净的自来水或凉开水。有清凉肌肤和退热的作用，常用于外感热证。小儿做推法时常蘸水后操作，能够治疗小儿发热。

麻油 　　即食用麻油。在使用擦法时局部涂抹少许麻油，可以加强手法的透热作用而提高疗效，小儿久病成虚也可用麻油配合手法治疗以加强补益作用。

蛋清 　　取鸡蛋一个，去其蛋黄，所剩蛋清即可应用。有清凉去热、化积消食的作用。常用于小儿外感发热、消化不良等症。

滑石粉 　　滑石粉性甘、淡、寒，有清热利窍、渗湿润燥的作用。多在夏季使用，在治疗局部敷以滑石粉可保护患者肌肤。常用于小儿推拿的摩擦类手法。

其他 　　如红花油、松节油、舒筋活络药水等均可应用。

手法是

进行推拿治疗的基础，故又有

医者将其称为"手法医学"。疾病的治疗效

果与操作手法的准确、熟练程度密切相关。《医宗

金鉴·正骨心法要旨·手法总论》中记载："一旦临证，

机触于外，巧生于内，手随心转，法从手出。"强调了掌

握娴熟手法操作的重要性。成人内科疾病推拿治疗的基本要

求，是均匀、有力、柔和、持久、深透，即操作应平稳柔

和，避免生硬暴力，施术定位准确，作用力持久深透，否

则治疗效果难以到达病所。内科病推拿的常用手法有

㨰法、揉法、推法、拿法、点法、按法、抹法、振

法、拨法、摩法、擦法等，此外本章还将介

绍拿揉法、按揉法、扫散法、捏脊

法等复式手法。

技法篇

第一节　单式手法

一、攃法

（一）定义

攃法是依靠腕关节做连续的、有节奏的屈伸活动，使手背部与小鱼际在治疗部位上做似球状的滚动。

（二）操作

◉ 掌指关节攃法

▶ 以第五掌指关节突起为着力点，以小指、无名指、中指及食指的掌指关节背侧为滚动着力面（图2-1-1）。

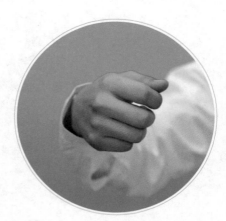

图2-1-1　第五掌指关节示意图

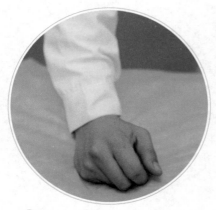

图2-1-2　掌指关节攃法侧位图

◀ 腕关节稍屈向尺侧，前臂做主动前后推旋，带动腕关节小幅度的屈伸活动（图2-1-2）。

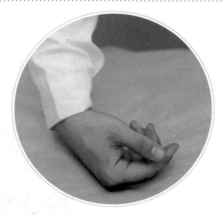

◀ 依靠腕关节做连续的、有节奏的屈伸活动，使手背部与小鱼际在治疗部位上做似球状的滚动（图 2-1-3）。

图 2-1-3 掌指关节㨰法结束图

指间关节㨰法

▶ 拇指自然放松，其余四指半握空拳状，以小指、无名指、中指及食指的第一指间关节突起为着力点（图 2-1-4）。

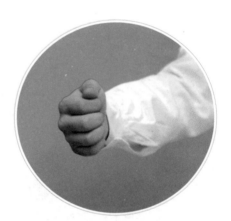

图 2-1-4 指间关节示意图

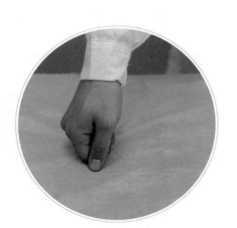

图 2-1-5 指间关节㨰法

◀ 前臂做主动的前后推拉摆动，带动腕关节屈伸活动，在治疗部位上产生持续的滚动（图 2-1-5）。

（三）注意事项

手法操作过程中要充分放松腕关节，禁止运用腕关节的拙力从而出现动作变样，使动作出现停顿、跳动，并造成腕关节的损伤；操作的体表接触面应为肌肉丰厚处，尽量避免掌指关节的骨突部与脊椎棘突或其他关节的骨突处发生猛烈撞击，否则患者会感到疼痛不适；揉法对体表应产生轻重交替的滚动刺激，避免出现"有去无回"或"有来无去"而产生顿拙感。

二、揉法

（一）定义

揉法以手掌、肘或手指罗纹面着力吸定于一定部位或穴位，带动该处的皮下组织一起做轻柔和缓的环转揉动。

（二）操作

 掌根揉法

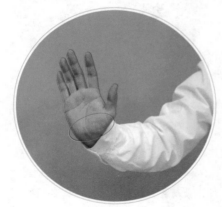

图2-1-6 掌根示意图

▼ 用掌根部（图2-1-6）自然着力于施术部位上，腕关节充分放松并适度背伸，手指自然放松，前臂做主动摆动并带动腕部做轻柔和缓的环旋运动。频率每分钟120~160次（图2-1-7）。

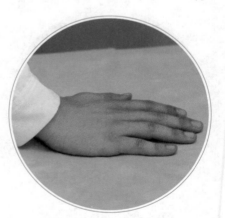

图2-1-7 掌根揉法

🏵 大鱼际揉法

▼ 大鱼际（图 2-1-8）自然吸定于施术部位上，腕关节充分放松，手指自然放松，以肘部为支点，前臂做主动摆动带动腕部摆动，使大鱼际和吸定部位的皮下组织一起做轻柔和缓的环旋运动。频率每分钟 120~160 次（图 2-1-9）。

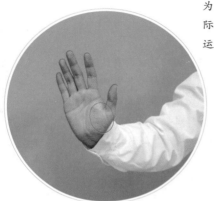

图 2-1-8　大鱼际局部示意图

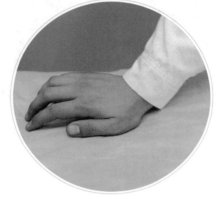

图 2-1-9　大鱼际揉法

🏵 小鱼际揉法

▼ 以小鱼际（图 2-1-10）自然吸定于施术部位上，腕关节充分放松，手指自然放松，以肘部为支点，前臂做主动摆动带动腕部摆动，使小鱼际和吸定部位的皮下组织一起做轻柔和缓的环旋运动。频率每分钟 120~160 次（图 2-1-11）。

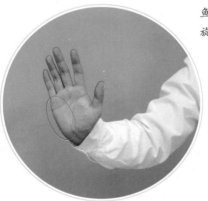

图 2-1-10　小鱼际局部示意图

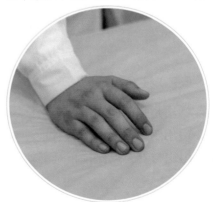

图 2-1-11　小鱼际揉法

指揉法

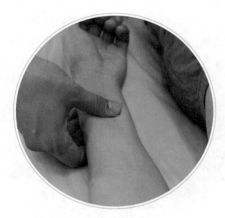

◄ 拇指罗纹面自然吸定于施术部位上，其余四指自然放松，前臂做主动摆动带动手及大拇指做轻柔的小幅度环旋运动。频率每分钟120~160次（图2-1-12）。

图 2-1-12 拇指揉法

▶ 中指罗纹面自然吸定于施术部位上，其余四指自然放松，前臂做主动摆动带动手及中指做轻柔的小幅度环旋运动。频率每分钟120~160次（图2-1-13）。

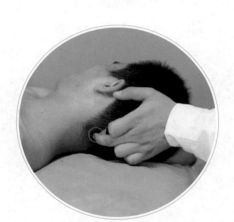

图 2-1-13 中指揉法

（三）注意事项

揉法是临床常用推拿手法之一，其作用力轻柔缓和而深透，刺激平和舒适，适用于全身各部。操作时一定要带动着力部位的皮下组织做回旋运动。皮上组织与着力点保持相对不动，尽量不摩擦皮肤。

三、推法

（一）定义

用指、掌、肘部着力于患者体表的穴位或部位上，做单方向的直线移动，称为推法。

（二）操作

◉ 拇指推法

▶ 用双手或单手拇指罗纹面着力于体表一定的穴位或部位上，其余四指自然分开固定于体表，腕关节微屈，拇指做单方向的直线推动（图 2-1-14）。

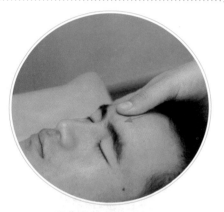

图 2-1-14 拇指推法

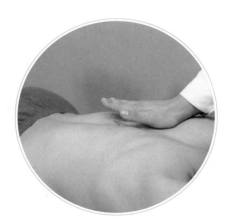

图 2-1-15 掌推法

◉ 掌推法

◀ 手掌按压于施治部位，五指伸直自然分开，以手掌的掌面为着力面，通过前臂主动向前斜下方施力，带动手掌向指端方向做单方向的直线推动（图 2-1-15）。

（三）注意事项

推法常用于经脉和线状穴位上。推法操作时垂直用力要适中，不要使皮肤破损；适当使用滑石粉等推拿介质；根据病情、治疗部位的情况，确定推法的方向、力量、速度，选择适宜的穴位推动以达到预期的补泻疗效；推动的速度不可过快，压力不可过重也不可过轻。

四、拿法

（一）定义

拇指与其余手指的罗纹面相对用力，提捏或揉捏肌肉，称为拿法。拿法一般与揉法同时使用称为拿揉法。

（二）操作

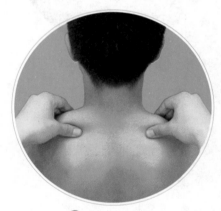

◀ 拇指与其他手指相对用力，用腕关节的力量向上提起并挤捏肌肉，继而放下，持续有节律重复操作（图2-1-16）。

图2-1-16 拿法

（三）注意事项

拿时一紧一松地提起、放下，用力由轻到重，动作灵活协调，柔和而有节律，并且有渐渐透达的作用，不可突然地加力、减力；初习者不可用力久拿，避免损伤腕关节，甚至对患者皮肤造成损伤。

五、点法

（一）定义

用指端着力于患者体表，持续地向下进行点压的手法称为点法。一般作用于穴位或者痛点。

（二）操作

▶ 用拇指指端着力于患处或穴位，其余四指自然屈曲握空拳，肩肘放松，上臂主动发力，通过肘、腕关节传导，使力量持续向下点压（图2-1-17）。

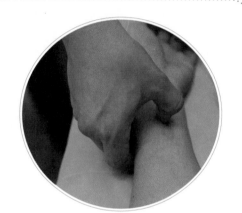

图2-1-17　点法

（三）注意事项

该手法刺激性较强，尤其指按法常可替代针刺，也常称为指针手法；点法用力要由轻到重，禁止使用蛮力和暴力，施力的大小既要使穴位产生"得气"感，又要以患者能耐受为度、避免造成局部损伤；在临床上点法常与揉法配合使用，边点边揉，可以疏通经络、活血化瘀。

六、按法

（一）定义

用指、掌部以按压方式作用于体表的手法称为按法。

（二）操作

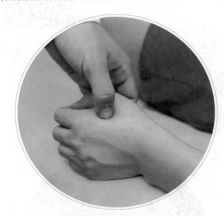

图2-1-18　指按法

⚫ 指按法

◀　用拇指指端、罗纹面按压在体表，其余四指自然伸直放松，拇指垂直向下用力按压，用力由轻到重（图2-1-18）。

⚫ 掌按法

▶　用单手或双手手掌掌面紧贴体表，手指自然放松，腕关节稍背伸，若力量不足，可将上半身前倾，将部分上身重力通过肩、肘传至手掌面，垂直于受术部位向下按压，用力方式同指按法（图2-1-19）。

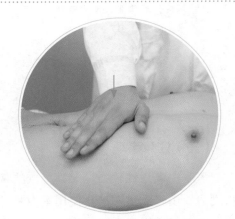

图2-1-19　掌按法

（三）注意事项

按法的用力一定要逐渐加压，从轻到重，稳定持续，禁止突发暴力。按压时也需注意患者骨质，避免医疗事故。

七、抹法

（一）定义

用手指罗纹面或掌面贴于施术部位做上下或左右及弧形曲线的运动，称为抹法。

（二）操作

◎ 指抹法

▶ 拇指或食指、中指及无名指并拢，手指罗纹面着力于施术部位，通过掌指关节主动屈伸活动，带动手指做上下或左右、直线或弧形曲线的抹动（图 2-1-20）。

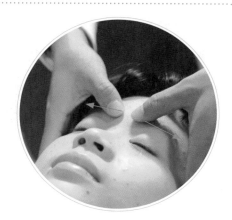

图 2-1-20　指抹法

◎ 掌抹法

◀ 以掌面及大鱼际处紧贴于施术部位，腕关节放松，以肘关节为支点，通过肘关节发力，带动掌面及大鱼际做上下或左右、直线或弧形曲线的抹动（图 2-1-21）。

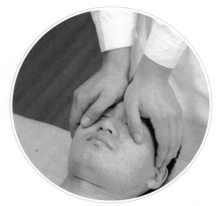

图 2-1-21　掌抹法

（三）注意事项

抹法刺激轻柔舒适，主要用于头面、颈项、胸腹和四肢部位。具有舒筋通络、行气活血的作用，治疗肢体肿痛、麻木。施术时常用适当的介质以润滑皮肤，用力要求"轻而不浮、重而不滞"。

八、振法

（一）定义

将手掌或指端紧贴在体表，力量持续地作用于治疗部位，做持续快速的上下振动的手法称为振法。

（二）操作

指振法

▼ 以食指或中指指端垂直放于治疗部位，其余手指自然并拢，上肢肌肉放松，通过前臂屈肌群和伸肌群交替的静止用力，产生快速的振动（图2-1-22）。

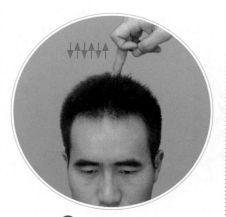

图 2-1-22　指振法

掌振法

▼ 以掌面紧贴于治疗部位，腕关节自然背伸，通过前臂屈肌群和伸肌群交替的静止用力，产生快速的振动感、松动感（图2-1-23）。

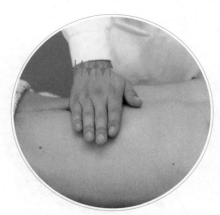

图 2-1-23　掌振法

（三）注意事项

本法可用于全身各部经穴，尤其适用于头面部与胸腹部；具有镇静安神、明目益智的作用。操作时除前臂主动静止性用力外，其余部位不要做故意的摆动及颤动，振动频率为每秒 8~11 次。

九、拨法

（一）定义

以手指端深按于治疗部位，沿与肌腱等条索状组织相垂直的方向，进行单方向或往返的拨动，称为拨法。

（二）操作

▶ 腕关节自然屈曲，以拇指端着力于施术部位，其余四指置于相应位置助力，拇指下压至一定的深度，再做与韧带或肌纤维、肌腱成垂直方向的单向或来回拨动（图 2-1-24）。

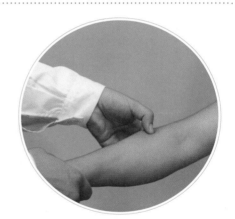

图 2-1-24 拨法

（三）注意事项

拨法力量沉实，拨动有力，有很好的解痉止痛的效果。操作时按压力与拨动力方向要相互垂直；拨动时拇指不能在皮肤表面有摩擦移动，否则可能对患者造成损伤，应带动肌纤维或肌腱韧带一起拨动。

十、摩法

（一）定义

以手指罗纹面或掌面为着力点，在治疗部位做环形而有节律的摩动称为摩法。

（二）操作

◉ 指摩法

▼ 腕关节稍屈，食指、中指、无名指和小指并拢，手指罗纹面贴于治疗部位，做轻柔有节律的环状运动，与体表有轻微的摩擦（图 2-1-25）。

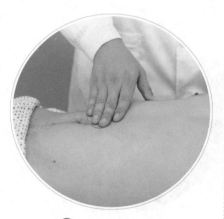

图2-1-25　指摩法

◉ 掌摩法

▼ 手掌自然伸直，腕关节稍微背伸，将手掌轻贴于治疗部位，做轻柔有节律的环状运动，与体表有轻微的摩擦（图 2-1-26）。

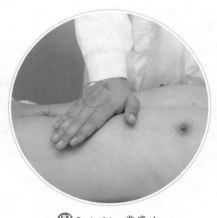

图2-1-26　掌摩法

（三）注意事项

操作时术者肩、臂、腕均应放松，做轻柔有节律的环状摩动；一般以顺时针方向摩动为主，也有"顺摩为补，逆摩为泻"的说法。

十一、擦法

（一）定义

用手掌、小鱼际或大鱼际紧贴体表，稍用力下压并做快速直线往返摩擦，使局部产生一定的热量，称为擦法。

（二）操作

◎ 掌擦法

▶ 用掌面紧贴皮肤，手掌及腕关节自然伸直，以肩关节为支点，通过肘关节及肩关节的屈伸带动手掌做快速的直线往返运动，使体表摩擦生热（图2-1-27）。

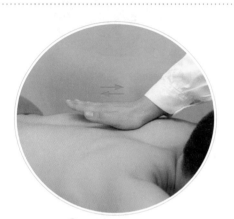

图 2-1-27 掌擦法

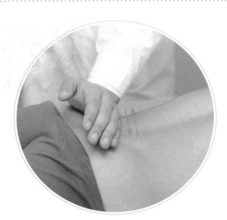

图 2-1-28 小鱼际擦法

◎ 小鱼际擦法

◀ 前臂取中立位，腕、掌与手指伸直，手指并拢，腕关节伸直稍偏桡侧，用小鱼际的尺侧缘紧贴皮肤，通过肘关节及肩关节的屈伸带动手掌做快速的直线往返运动，使体表摩擦生热（图2-1-28）。

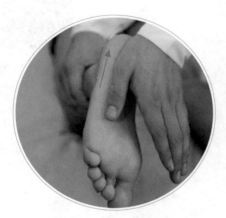

大鱼际擦法

◀ 前臂取中立位，腕、掌与手指用力伸直，手指并拢，腕关节伸直稍偏尺侧，用大鱼际紧贴皮肤，通过肘关节及肩关节的屈伸带动手掌做快速的直线往返运动，使体表摩擦生热（图 2-1-29）。

图 2-1-29　大鱼际擦法

（三）注意事项

擦法是直接作用于表皮上操作的手法，操作时需要在施术部位涂抹介质。擦法操作时动作幅度要大，推擦的距离尽量拉长；着力面要始终与受术部位的皮肤贴紧，力量不宜过大，动作连贯协调；产生的热量以透热为度。

十二、击法

（一）定义

用拳背或指尖击打穴位及体表一定部位的手法，称为击法。

（二）操作

拳击法

▼ 术者手握空拳，肘关节为支点，腕关节伸直，以拳背或拳盖、拳底部为着力面，有节奏地平击施术部位（图2-1-30）。

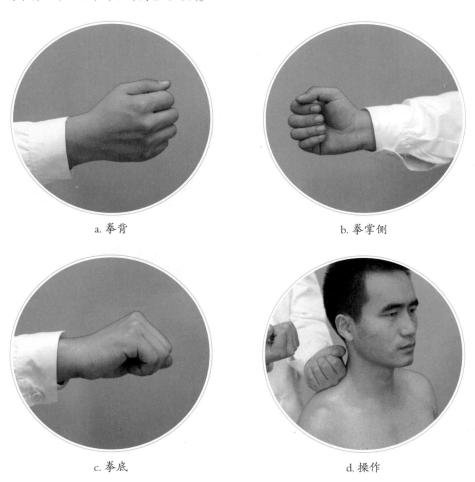

a. 拳背 　　　　　　　　　　　 b. 拳掌侧

c. 拳底 　　　　　　　　　　　 d. 操作

图 2-1-30 拳击法

指击法

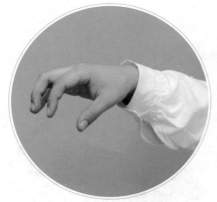

图 2-1-31　指击法示意图

◀ 食指、中指、无名指及小拇指指端为着力部位（图 2-1-31）。

▶ 腕关节放松，进行有节奏地叩击施术部位（图 2-1-32）。

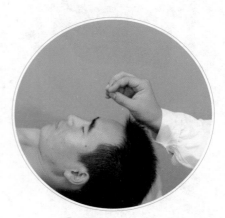

图 2-1-32　指击法

（三）注意事项

指击法操作时用指端偏指腹部，不可用指甲部，避免操作及用力不当伤及患者皮肤。用力要因人而异、因病而异，一定要避免暴力击打；击打时含力蓄劲，收发灵活并且要有反弹感，一触及受术部位后即迅速弹起，不要停顿或拖拉；动作连续有节奏。

十三、拍法

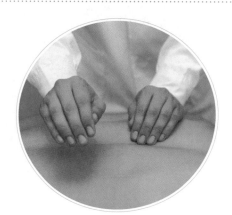

（一）定义

以五指并拢，用虚掌拍击施术部位的手法，称为拍法。

（二）操作

▶ 五指自然并拢，掌指关节自然微屈，使掌心空虚，沉肩，垂肘，腕关节放松，以有弹性的巧劲平稳拍击施术部位，双掌拍打时宜交替操作（图2-1-33）。

图2-1-33　拍法

（三）注意事项

手法操作时应用虚掌，切不可平掌拍打，否则会造成患者受力部疼痛；拍打时不可暴力操作，用力方向应与体表垂直。拍法可疏散肌表经脉阻塞之病气，更能宣泻五脏六腑郁闭之邪气，但应注意其适应证，对有结核、冠心病、肿瘤等症者禁用拍法。

十四、搓法

（一）定义

双手掌相对用力，对被夹持的肢体做快速的来回搓动，称为搓法。

（二）操作

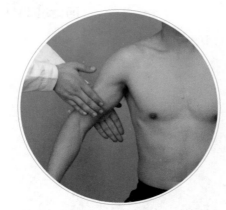

◀ 以双手掌面夹住施术部位，令患者肢体放松，以肘关节和肩关节为支点，前臂与上臂主动施力，做相反方向的快速搓动，可同时由上向下移动（图2-1-34）。

图2-1-34　搓法

（三）注意事项

搓法是临床常用推拿辅助手法之一，主要用于上肢部位，具有疏经通络、松解肌肉、理顺组织的功效，常作为推拿治疗的结束手法。操作时动作要协调连贯，两手掌相对用力，上手搓动频率要稍快，上下移动速度要慢。

十五、抖上肢法

（一）定义

用双手或单手握住患者的上肢远端，静止性用力做连续的小幅度的上下抖动，使肌肉、关节有轻松感，达到放松肌肉、关节的目的，称为抖上肢法。

（二）操作

▶ 患者坐位，术者双手握住患者腕关节以上，牵引上肢向前方抬起60°左右，通过前臂的带动，使患者上肢产生小幅度的上下抖动，并使抖动所产生的抖动波似波浪般地传递到肩部（图2-1-35）。

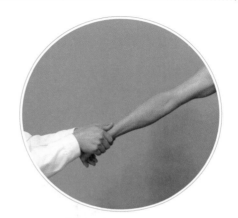

图2-1-35　抖上肢法

（三）注意事项

抖法可滑利关节、疏经通络，一般用于四肢部，常作为推拿治疗的结束手法。操作时应要求患者自然放松，被抖肢体要自然伸直，使肌肉处于松弛状态；术者不可屏气，抖动时抖动幅度要小、频率要快。有习惯性肩、肘、腕关节脱位者禁用。

十六、摇法

（一）定义

沿关节运动轴的方向，使关节在生理活动范围内做被动和缓回旋运动的手法，称为摇法。

（二）操作

托肘摇肩

患者坐位，术者立于其侧方。

▼ 术者一手托握患者肘部，使其前臂搭放于术者前臂上，另一手按压于患者肩关节上方固定（图2-1-36）。

▼ 术者手臂部协调施力，使其肩关节做从小到大幅度的环转运动（图2-1-37）。

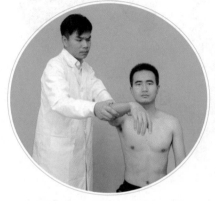

图2-1-36 上肢摇法前屈位

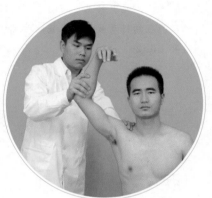

图2-1-37 上肢摇法后伸位

摇腕

患者坐位，五指自然伸直，掌心朝下。

▶ 术者双手合握其手掌部，以两手拇指分按于腕背侧，余指端扣于大小鱼际部（图2-1-38）。

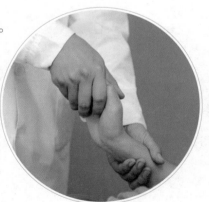

图2-1-38 腕关节背伸位

▶ 两手臂协调用力，在稍牵引情况下做腕关节的环形摇转运动（图 2-1-39）。

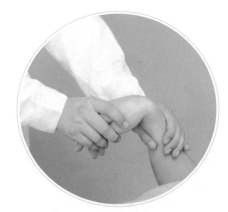

图 2-1-39 腕关节掌屈位

摇髋

患者仰卧位，术者立于其右侧。

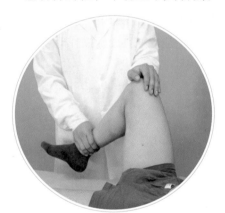

图 2-1-40 髋关节外展

◀ 术者一手扶按于其屈曲的膝关节前部，另一手握住足踝部，将其髋膝关节屈曲成直角（图 2-1-40）。

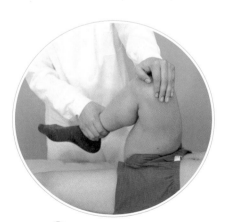

图 2-1-41 髋关节内收

▶ 两手做协调运动，使其髋关节做被动环转运动（图 2-1-41）。

◉ 仰卧位摇腰

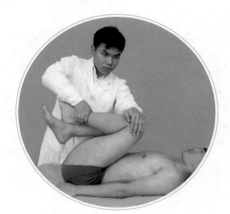

◀ 患者仰卧位，下肢并拢，自然屈髋屈膝。术者一手按住患者膝关节，另一手握足踝部，双手协同用力，带动其腰部做从小到大幅度的环转运动（图2-1-42）。

图2-1-42 仰卧位摇腰

（三）注意事项

操作时摇动幅度由小渐大，如患者关节周围病理性约束力较大时，要先行软组织的放松手法，以使本法在最大的可动范围内进行。操作时要注意双手的配合、协调，正确发挥其各自的功能作用。

第二节　复式手法

一、拿揉法

（一）定义

由拿法和揉法复合组成的手法称为拿揉法。

（二）操作

▶　用拇指与其他手指相对用力，用腕关节的力量向上提起肌肉并挤捏肌肉的同时增加轻柔的旋转揉动，拿揉并用，所产生的轻柔之力连绵不断地作用于施术部位（图2-2-1）。

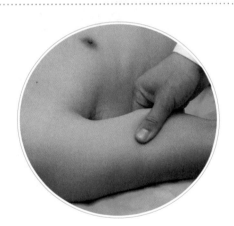

图2-2-1　拿揉法

（三）注意事项

操作时一定要将两种操作手法结合起来，以拿为主，以揉为辅；动作要连贯有节律方可解痉止痛、行气活血。

二、按揉法

（一）定义

按揉法是由按法和揉法相结合而成的一种复合手法。

（二）操作

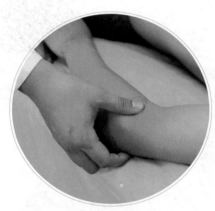

指按揉

◀ 用拇指罗纹面着力于施术部位，其余四指置于相应的部位以助力，拇指主动施力，在对施术部位按压的同时做有节律的环转揉动。力量不足时可双手拇指罗纹面并列或重叠着力于施术部位加大压力（图2-2-2）。

图2-2-2 指按揉

掌按揉

▶ 用单手掌根部着力于治疗部位，其余四指自然放松，指端贴于体表，上臂和前臂主动发力，在对施术部位按压的同时做有节律的环转揉动。力量不足时可双手叠掌按压于施术部位（图2-2-3）。

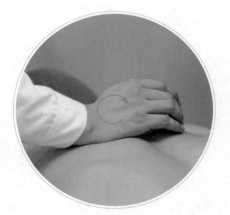

图2-2-3 掌按揉

（三）注意事项

按揉法刚柔并济，作用舒适，易于被人接受，操作时按法和揉法并重。

三、扫散法

（一）定义

以食指、中指、无名指、小指指端面着力，在患者颞部沿足少阳胆经循行路线做来回轻快的运动。

（二）操作

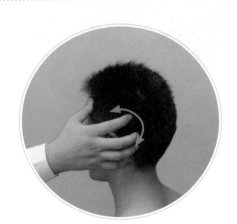

▶ 用一手扶右侧颞部，另一手以食指、中指、无名指、小指指端面着力于施术部位，以肘关节为支点，前臂做主动的屈伸，带动腕关节摆动，使着力指从头维穴开始沿足少阳胆经做短距离来回推擦扫散（图2-2-4）。

图 2-2-4　扫散法

（三）注意事项

扫散法可以平肝潜阳、镇静安神。操作时刺激不可过重，达到"扫散"即可；操作方向要遵循经络循行，顺经操作，不可自后向前逆经操作；扫散距离不宜过长，3~4cm 即可。

四、捏脊法

（一）定义

捏脊法是用捏法、推法、拿法等手法动作结合一起并在脊柱两侧进行操作的手法。

（二）操作

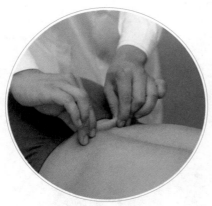

图2-2-5　拇指后位捏脊法

◎ **拇指后位捏脊法**

◀ 施术者以双手拇指桡侧缘顶住脊柱两侧足太阳膀胱经皮肤，食指、中指与拇指指腹相对捏合，三指同时用力提捏局部皮肤，双手交替捻动自腰骶部向肩背部操作（图2-2-5）。

◎ **拇指前位捏脊法**

▶ 术者双手做握空拳状，腕关节略背伸，以食指、中指、无名指和小指的第二指节背侧置于脊柱两侧第一侧线或华佗夹脊部，拇指伸直前按，并对准食指中节处，随即将皮肤捏起，并轻轻提捻，随捏随提，从腰骶部慢慢向上移动至肩背部（图2-2-6）。

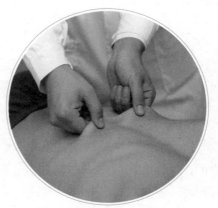

图2-2-6　拇指前位捏脊法

（三）注意事项

临床操作时，常为加大刺激量而采用"捏三提一法"，即每捏 3 次，便用力向上提拉 1 次；操作时应注意不可损伤皮肤。

五、揉拨法

（一）定义

揉法和拨法相结合的手法，一般用于腰背部。

（二）操作

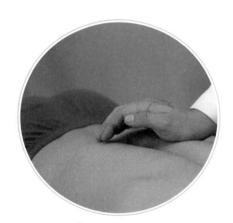

▶ 用掌根部自然着力于腰背部，腕关节充分放松并稍微背伸，手指自然放松，以肘部为支点，前臂做主动摆动并带动腕部做环旋运动的同时拨动竖脊肌（图 2-2-7）。

图 2-2-7 揉拨法

（三）注意事项

揉拨法较揉法相对重，又比拨法柔和。操作时尽量不摩擦皮肤，松解肌肉的同时达到解痉止痛的效果。

运用
推拿疗法治疗内科疾病已
有数千年历史，近代以来在西医学
的影响下，结合传统的"经络学说"，推
拿疗法又有了新的发展，相关治疗手段不断
丰富，提高了推拿疗法的疗效。本章将对内科
病推拿所涉及的常见病，如头痛、眩晕、失眠、
高血压、感冒、慢性支气管炎、功能性消化不
良、便秘、呃逆、腹泻、胃脘痛、肥胖、糖
尿病、高脂血症、冠心病、癃闭、面瘫、
心悸、中风后遗症等病症进行详细
阐述。

临床篇

第一节 头痛

头痛又称头疼，是一种在头部牵至肩部以上位置发生的局部疼痛。头痛可单独出现，也可出现于多种急、慢性疾病中。疼痛对人体的各大器官系统都有不良影响，引发程度轻重不一的病症。本节所讨论的头痛是指因外感或者内伤所致，以头痛为主要临床表现的一类病症。

病因病机

头为"诸阳之会""清阳之府"，又为髓海之所在，在人体的最高位，五脏精华之血以及六腑清阳之气均上注于头。

（一）感受外邪

多因起居不慎，坐卧当风，感受风寒湿热等外邪上犯于头，清阳之气受阻，气血不畅，阻遏络道而发为头痛。

（二）情志郁怒

长期精神紧张忧郁，肝气郁结，肝失疏泄，络脉失于条达拘急而头痛；或平素性情暴逆，恼怒太过，气郁化火，日久肝阴被耗，肝阳失敛而上亢，气壅脉满，清阳受扰而头痛。

（三）饮食不节

素嗜肥甘厚味，暴饮暴食，或劳伤脾胃，以致脾阳不振，脾不能运化转输水津，聚而痰湿内生，以致清阳不升，浊阴下降，清窍为痰湿所蒙；或痰阻脑脉，痰瘀痹阻，气血不畅，均可致脑失清阳、精血之充，脉络失养而痛。

（四）内伤不足

先天禀赋不足，或劳欲伤肾，阴精耗损，或年老气血衰败，或久病不愈，产后、失血之后，营血亏损，气血不能上营于脑，髓海不充则可致头痛。

辨证分型

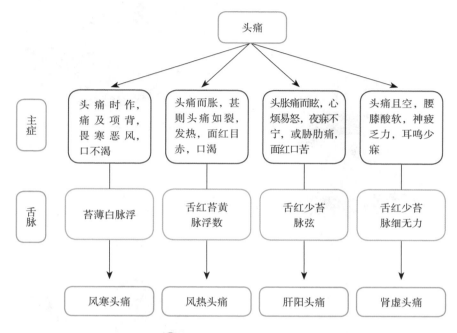

图 3-1-1　头痛辨证分型

治疗

```
┌─────────────────────────────────────────────┐
│              ◆◆ 风寒头痛 ◆◆                  │
│                                              │
│  ⊛ 处方                                      │
│    手法：推法、抹法、拿法、击法、振法、按揉法。│
│    部位：百会、四神聪、神庭、鱼腰、攒竹、印堂、│
│  睛明、四白、太阳、风池、风府、角孙、曲池。    │
│  ⊛ 操作                                      │
│    （1）患者仰卧位，施术者坐于其头端。          │
└─────────────────────────────────────────────┘
```

按揉头面部穴位：术者以双手中指或拇指指腹对称点按头面部诸穴，包括百会、神庭、印堂（图3-1-2）、睛明、鱼腰、攒竹、四白、太阳、角孙等，重点为印堂穴，操作时按揉力度由轻到重，在穴位有酸胀感下维持30~60秒左右。

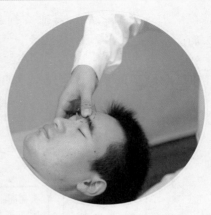

图 3-1-2　按揉印堂穴（例）

勾揉风池穴：施术者用双手中指指端偏指指腹部着力，勾揉风池穴，力度以患者感到局部酸胀或向周围放射为宜，操作1分钟左右（图3-1-3）。

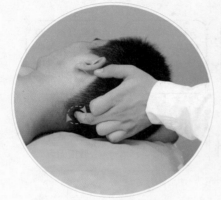

图 3-1-3　勾揉风池穴

推抹面部：患者闭眼，施术者以双手的拇指指腹着力，沿目中央、鼻翼双侧、鼻唇沟、耳前、目外眦、眉棱骨的方向轻柔和缓地推抹，共进行8~10次（图3-1-4）。

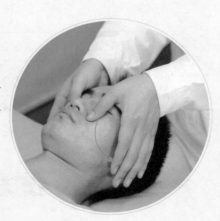

图 3-1-4　推抹面部

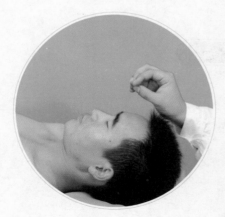

指击前额至头顶：施术者一手四指并拢，以指端沿督脉循行方向叩击患者前额至头顶部，共操作5分钟（图3-1-5）。

图 3-1-5　指击前额至头顶

（2）患者坐位，施术者立于其后侧。

拿五经：施术者将一手五指张开置于患者头部，中指位于督脉前发际处，食指与无名指置于左右两侧足太阳膀胱经，拇指及小指置于两侧足少阳胆经，沿经脉向后缓缓拿捏（图3-1-6），以重拿风池结束（图3-1-7），反复进行5~10遍。

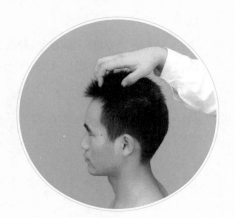

图3-1-6 拿五经

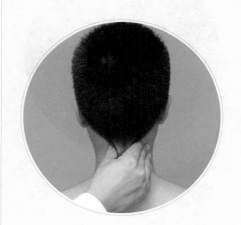

图3-1-7 拿风池穴

指振百会穴：以食指或中指指端垂直放于百会穴，其余手指自然并拢，上肢肌肉放松，通过前臂屈肌群和伸肌群交替的静止性用力，产生快速的振动。共操作1分钟左右（图3-1-8）。

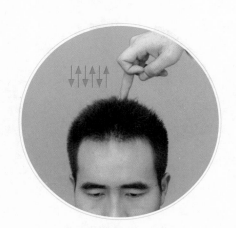

图3-1-8 指振百会穴

风热头痛

◎ 处方

手法：推法、拿法、抹法、击法、按揉法、拿揉法。

部位：百会、四神聪、头维、印堂、神庭、风池、风府、肩井。

◎ 操作

（1）患者仰卧位，施术者坐于其头端。

指推前额：施术者以双手拇指指腹交替按压于印堂穴，其余四指并拢置于头两侧，拇指由印堂穴开始轻柔和缓地沿督脉向神庭穴行推法，注意动作不可过快，共进行20~40次（图3-1-9）。

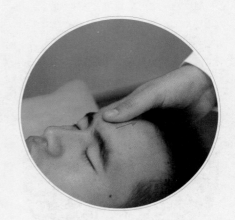

图3-1-9　指推前额

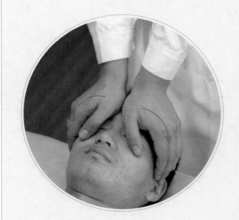

图3-1-10　掌抹前额

掌抹前额：施术者以双手掌面及大鱼际处着力，由印堂穴向太阳穴方向缓慢推抹前额20~30次，以达到放松患者额面部肌肉的目的（图3-1-10）。

指击前额至头顶：施术者一手四指并拢，以指端沿督脉循行方向叩击患者前额至头顶部，操作30秒左右（图3-1-11）。

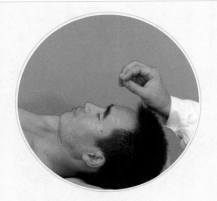

图 3-1-11　指击前额至头顶

（2）患者坐位，施术者立于其后侧位。

拿五经：施术者将一手五指张开置于患者头部，中指位于督脉前发际处，食指与无名指置于左右两侧足太阳膀胱经，拇指及小指置于两侧足少阳胆经，沿经脉向后缓缓拿捏（图3-1-12），以重拿风池结束（图3-1-13），反复进行5~10遍。

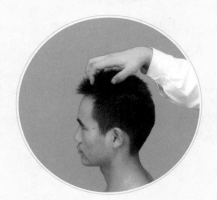

图 3-1-12　拿五经

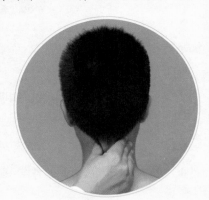

图 3-1-13　拿风池穴

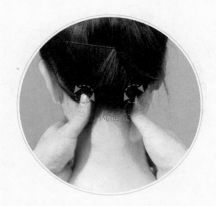

图 3-1-14　按揉风池穴（例）

按揉诸穴：施术者分别以拇指及中指指腹着力于重点穴位如百会、四神聪、风池（图3-1-14）、风府等，穴位局部进行按揉约30秒~1分钟。

拿揉颈肩：施术者以双手拿揉后颈部（图3-1-15）及肩井部（图3-1-16）数遍，约1~3分钟。

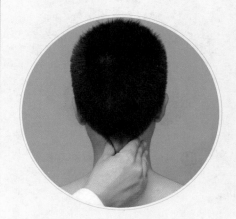

图 3-1-15　拿揉后颈部

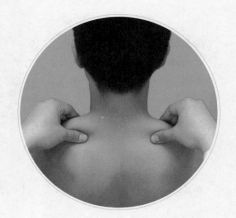

图 3-1-16　拿揉肩井部

肝阳头痛

◎ 处方

手法：推法、振法、按揉法、扫散法。

部位：百会、神庭、印堂、睛明、鱼腰、攒竹、太阳、四白、角孙、风池、头维、桥弓、双颞部。

◎ 操作

（1）患者仰卧位，施术者坐在患者头端。

按揉头面部诸穴：施术者以双手中指或拇指指腹对称按揉头面部诸穴，包括百会、神庭、印堂、睛明、鱼腰（图3-1-17）、攒竹、太阳、四白、角孙、风池等，操作时动作由轻到重，每个穴位在有明显得气感下维持30秒左右。

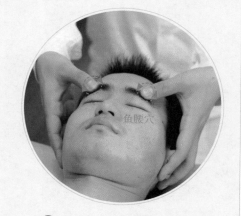

图 3-1-17　按揉鱼腰穴（例）

（2）患者坐位，施术者立于其右侧。

扫散法：施术者拇指置于头维穴附近，其余四指轻微屈曲，以四指指端轻快地扫过双颞侧，方向为由太阳穴开始，经过双耳上方，于枕后部停止，快速扫散，每侧约 30 秒~1 分钟（图 3-1-18）。

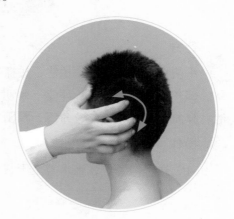

图 3-1-18　扫散法

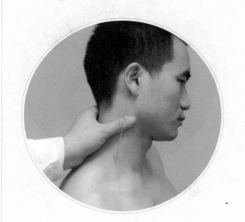

图 3-1-19　推桥弓

推桥弓：施术者以拇指的指腹，自上而下缓慢推桥弓（指颈部翳风至缺盆之间的连线），先左后右，每侧 20 次左右（图 3-1-19）。

指振百会穴：以食指或中指指端垂直放于百会穴，其余手指自然并拢，上肢肌肉放松，通过前臂屈肌群和伸肌群交替的静止性用力，产生快速的振动。共操作 1 分钟左右（图 3-1-20）。

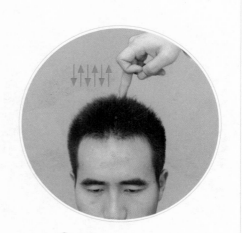

图 3-1-20　指振百会穴

肾虚头痛

处方

手法：点法、擦法、拍法、按揉法。

部位：神庭、天门、印堂、睛明、鱼腰、攒竹、四白、太阳、角孙、风池、脾俞、胃俞、肾俞、命门、腰阳关、足太阳膀胱经。

操作

（1）患者仰卧位，施术者坐于其头端。

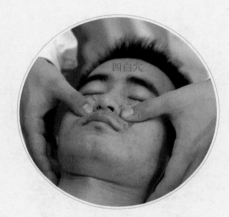

图3-1-21　按揉四白穴（例）

按揉头面部诸穴：施术者以双手中指或拇指指腹对称按揉头面部诸穴，包括神庭、印堂、睛明、鱼腰、攒竹、太阳、四白（图3-1-21）、角孙等，操作时动作由轻到重，在每个穴位有得气感下维持30秒~1分钟。

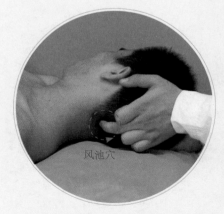

图3-1-22　勾揉风池穴

勾揉风池穴：施术者用双手中指指端偏指腹部着力，勾揉风池穴，力度以患者感到局部酸胀或向周围放射为宜，操作1分钟左右（图3-1-22）。

（2）患者俯卧位，施术者立于其右侧。

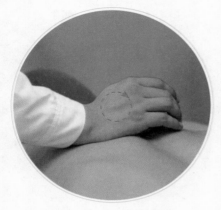

按揉足太阳膀胱经：施术者以手掌大鱼际或掌根着力于患者背部足太阳膀胱经，施以按揉法，操作方向由肩部至腰骶部，以患者局部出现明显酸胀感为度，操作时间为 3~5 分钟（图 3-1-23）。

图 3-1-23　按揉足太阳膀胱经

按揉背部诸穴：施术者以拇指指腹按揉背部诸穴，包括脾俞（图 3-1-24）、胃俞、肾俞、腰阳关、命门等，待患者微有酸胀感后改为指端点按（图 3-1-25），至穴位局部有明显酸胀感为度，操作时动作由轻到重，每个穴位维持 30 秒 ~1 分钟。

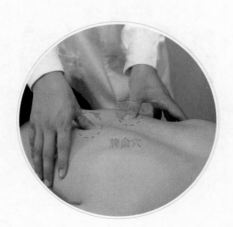

图 3-1-24　按揉脾俞穴（例）

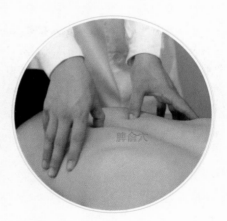

图 3-1-25　点按脾俞穴（例）

擦腰背部：在施术部位涂抹具有药用且有润滑作用的介质，施术者以手掌掌面沿肩部至腰骶部方向擦督脉、足太阳膀胱经（图3-1-26），再横擦腰骶部（图3-1-27），以局部皮肤发红深层透热为度。

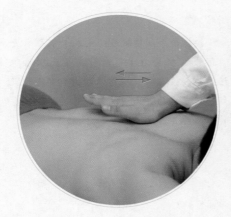

图3-1-26　擦足太阳膀胱经

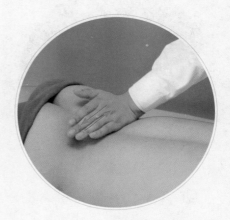

图3-1-27　横擦腰骶部

拍足太阳膀胱经：施术者五指并拢，掌指关节自然微屈，双手虚掌交替以有弹性的巧劲平稳地沿足太阳膀胱经循行方向拍击，移动不宜过快，每侧操作5~10遍（图3-1-28）。

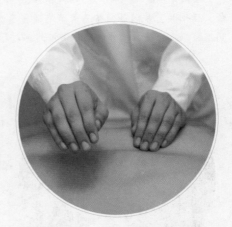

图3-1-28　拍足太阳膀胱经

第二节 眩晕

概述

眩指目眩或眼前发黑，晕指头晕或外界景物旋转。此二者即可单独发生，也可同时出现，眩晕即二者的简称。症状轻者闭目即止，重者胸中泛泛，恶心呕吐，汗出，甚则出现昏倒等症状。

早在《内经》中就有关于眩晕的记载，认为其发生与肝脏有密切的关系。《素问·至真要大论》提出："诸风掉眩，皆属于肝。"朱丹溪认为"无痰则不作眩"，提出治疗眩晕应以治痰为先。而张景岳则认为"无虚不能作眩"，治疗当以治虚为主。

病因病机

眩晕可由情志不畅、年老体虚、跌仆损伤、饮食不节等多方面引起，进而引起肝风内动、痰蒙清窍、髓海不足、脑络失养，形成眩晕。

（一）情志不畅

因忧思恼怒太过，情志不畅，肝气失于疏泄，进而肝风内动，上扰清窍发为眩晕。

（二）气血亏虚

久病不愈，气血亏虚，阳气不振，脑络失养，继而发生眩晕。

（三）跌仆损伤

由于外伤所致瘀血阻于脑络，经脉不畅，气血不能上荣清窍，继而发为眩晕。

（四）饮食不节

长期饮食不节，伤及脾胃，脾失健运，不能运化水谷精微，痰湿阻于中焦，阳气不能升发，故而发生眩晕。

辨证分型

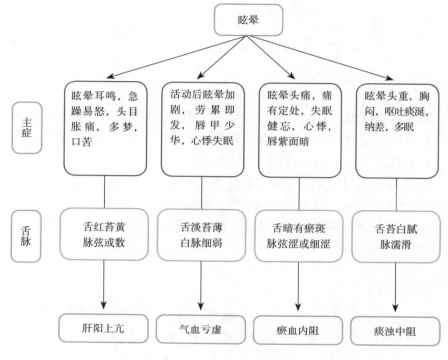

图 3-2-1　眩晕辨证分型

治疗

肝阳上亢

◎ 处方

手法：滚法、揉法、推法、击法、拨法、按揉法。

部位：神庭、印堂、太阳、率谷、风池、心俞、肝俞、肾俞、前额部、两颞部。

◎ 操作

（1）患者仰卧位，施术者坐于其头端。

指推前额：施术者以双手拇指指腹交替按压于印堂穴，其余四指并拢置于头两侧，由印堂至神庭施以指推法，注意动作轻柔和缓，共进行20~40遍（图3-2-2）。

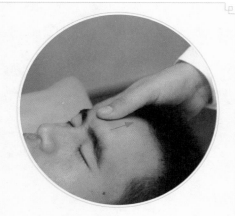

图3-2-2　指推前额

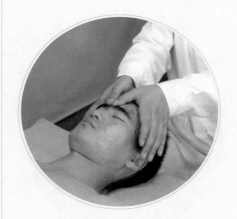

图3-2-3　分推印堂穴

分推印堂穴：术者以双手的拇指指腹着力于印堂穴，沿眉梢向太阳穴行推法，力度应适中，可进行10~20遍（图3-2-3）。

指推两颞：施术者以双手食指、中指、无名指、小指指腹着力于太阳穴处，由此沿两颞足少阳胆经循行轨迹经率谷至风池行推法，每侧操作10遍左右（图3-2-4）。

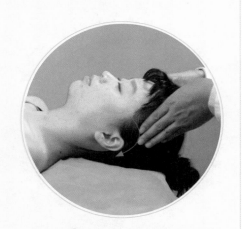

图3-2-4　指推两颞

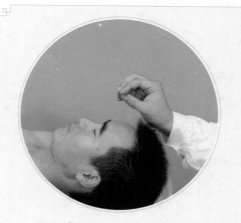

图3-2-5 指击前额

指击前额：施术者一手四指并拢，指间关节微屈，以指端叩击患者前额部，共操作1分钟（图3-2-5）。

（2）患者俯卧位，施术者立于其右侧。

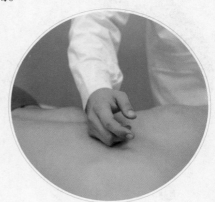

图3-2-6 摞足太阳膀胱经

摞背部足太阳膀胱经：施术者以第五掌指关节突起为着力点，由肩部向腰骶部施术，每侧各操作3~5遍（图3-2-6）。

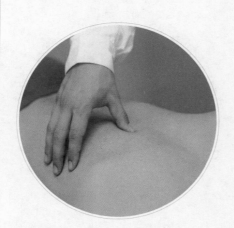

图3-2-7 足太阳膀胱经拔法

拔足太阳膀胱经：拇指端深按于竖脊肌外侧缘，以与肌肉相垂直的方向行单方向或往返的拔动，并自肩部向腰骶部移动，每侧操作3~5遍（图3-2-7）。

按揉腰背部腧穴：施术者以拇指指腹着力于背部腧穴，重点在心俞（图3-2-8）、肝俞、肾俞等穴位行按揉法，待患者微有酸胀感后改为指端点按（图3-2-9），至穴位局部有明显酸胀感为度，每穴操作30秒~1分钟。

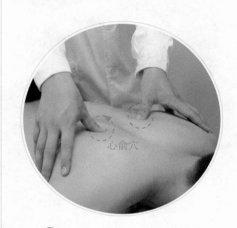
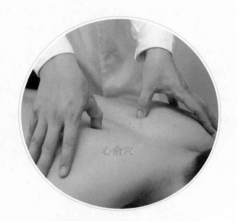

图3-2-8　按揉心俞穴（例）　　　　图3-2-9　点按心俞穴（例）

气血亏虚

◎ 处方

　　手法：推法、摩法、擦法、拿法、按揉法。

　　部位：百会、神庭、上脘、中脘、下脘、气海、关元、足三里、督脉、足太阳膀胱经。

◎ 操作

　　（1）患者仰卧位，施术者立于其一侧。

推头部督脉：施术前在局部覆盖治疗巾，施术者以拇指指腹吸附于前额发际正中神庭穴处，沿督脉向百会施以指推法，力度宜适中，共操作10遍左右（图3-2-10）。

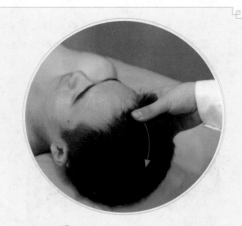

图3-2-10　推头部督脉

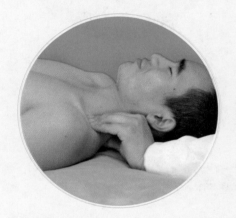

图3-2-11　拿肩部

拿肩部：施术者双手拇指与其余四指相对用力，行肩部提拿1分钟左右（图3-2-11）。

按揉诸穴：施术者以拇指指腹着力于上脘、中脘（图3-2-12）、下脘、气海、关元、足三里处，行按揉法，至穴位局部有明显酸胀感为度，每穴操作1分钟左右。

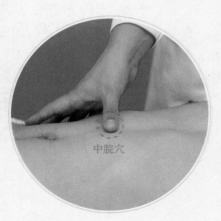

图3-2-12　按揉中脘穴（例）

掌摩腹部：施术者将双手手掌擦热后平置于患者腹部，沿顺时针方向缓慢轻柔地施术，共操作3~5分钟，以患者自觉腹部温热感为度。腹部皮肤干燥者可涂抹滑石粉等介质（图3-2-13）。

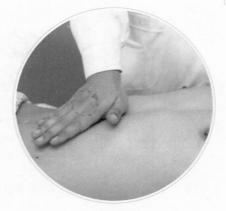

图 图 3-2-13　掌摩腹部

（2）患者俯卧位，施术者立于其右侧。

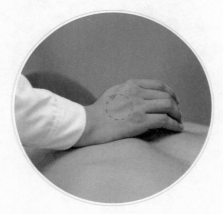

按揉足太阳膀胱经：施术者以掌根着力于脊柱两侧的足太阳膀胱经上，自肩部开始至腰骶部行按揉手法，力度由轻到重，以患者自觉酸胀为度，每侧各操作3~5遍（图3-2-14）。

图 图 3-2-14　按揉足太阳膀胱经

擦足太阳膀胱经：施术部位涂抹介质，施术者用掌面紧贴患者背部足太阳膀胱经，做快速的直线往返运动，以体表皮肤发红或深层发热为度（图3-2-15）。

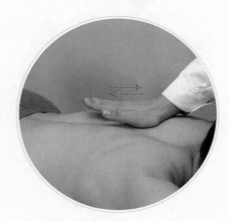

图 3-2-15　擦足太阳膀胱经

瘀血内阻

◎ 处方

手法：拿法、揉法、按揉法。

部位：云门、章门、期门、承山、胁肋部、下肢部。

◎ 操作

（1）患者仰卧位，施术者立于其右侧。

指揉胸胁部穴位：施术者以拇指或中指指腹着力于云门、章门、期门穴（图3-2-16），施以一定力度的指揉法，以患者局部出现明显酸胀感为度，每穴操作1分钟左右。

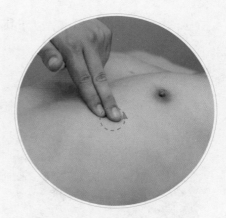

图 3-2-16　指揉期门穴（例）

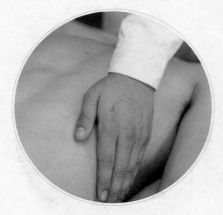

图 3-2-17　掌揉胁肋

掌揉胁肋：施术者以单手掌面着力于患者胁肋部，沿胁肋走向施以掌揉法，以患者自觉局部气机顺畅为度，每侧各操作8～10遍（图3-2-17）。

（2）患者俯卧位，施术者立于其右侧。

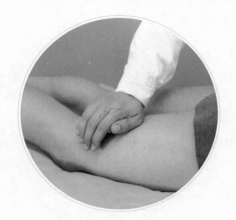

图3-2-18 按揉下肢

按揉下肢：施术者以手掌大鱼际或掌根着力于患者臀横纹处，施以按揉法，操作方向由大腿至小腿，以局部出现明显酸胀感为度，每侧各操作8~10遍（图3-2-18）。

拿下肢：施术者以拇指与其余四指相对用力，行下肢拿法，其中以拿承山穴局部肌肉为主，每侧各操作8~10遍（图3-2-19）。

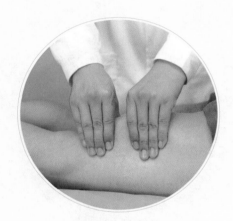

图3-2-19 拿下肢

痰浊中阻

处方

手法：推法、揉法、按揉法、揉拨法、拿揉法。

部位：风池、中脘、脾俞、胃俞、足三里、丰隆、足太阳膀胱经。

操作

（1）患者仰卧位，施术者立于其右侧。

指揉中脘穴：施术者以拇指指腹着力于中脘穴，行轻柔和缓的指揉手法，以穴位局部出现明显酸胀感为度，共操作1分钟左右（图3-2-20）。

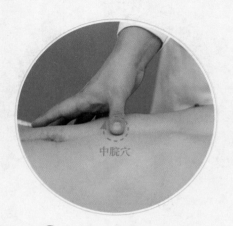

图 3-2-20　指揉中脘穴

按揉足三里、丰隆穴：施术者以拇指指腹着力于足三里（图3-2-21）、丰隆穴，对二穴行按揉法，以穴位局部出现明显酸胀感为度，每穴各操作1分钟左右。

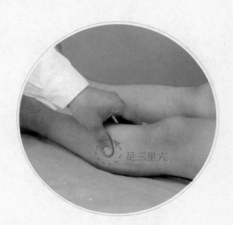

图 3-2-21　按揉足三里穴（例）

（2）患者俯卧位，施术者立于其右侧。

掌推足太阳膀胱经：施术者以手掌面着力于患者背部足太阳膀胱经，沿足太阳膀胱经循行方向行掌推法，每侧操作5~10遍（图3-2-22）。

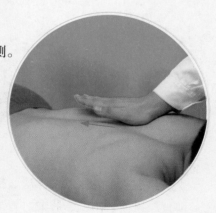

图 3-2-22　掌推足太阳膀胱经

指揉诸穴：术者以双手拇指指腹着力于脾俞、胃俞穴（图 3-2-23）处行指揉法，每穴各操作 1 分钟左右。

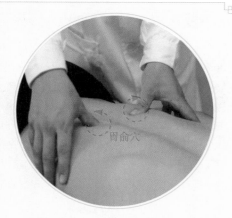

图 3-2-23　指揉胃俞穴（例）

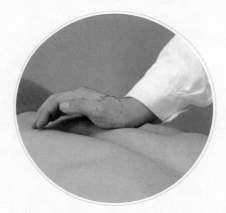

揉拨足太阳膀胱经：施术者以掌根沿患者脊柱两侧足太阳膀胱经行揉拨法，方向由肩部至腰骶部，掌根下有明显滚动感。每侧反复操作 3~5 遍（图 3-2-24）。

图 3-2-24　揉拨足太阳膀胱经

（3）患者坐位，施术者立于其后侧。

拿揉颈部：施术者以拇指指腹与其余四指相对用力，提起颈部肌肉，以风池为重点和起点，至颈根部止，操作 3~5 遍（图 3-2-25 ）。

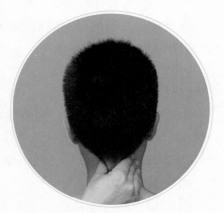

图 3-2-25　拿揉颈部

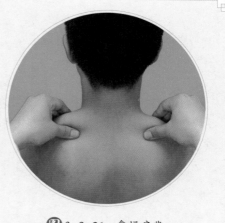

拿揉肩背：施术者以拇指指腹与其余四指相对用力，拿揉肩背部肌肉，操作3~5遍（图3-2-26）。

图 3-2-26　拿揉肩背

第三节　失眠

概述

　　失眠又称不寐，是指以入睡困难，或入睡后易醒，或睡眠质量较低，睡眠时间显著减少，严重时甚至彻夜不眠为主要临床表现的一类病症。长期睡眠质量差易导致疲劳感不能及时消除，患者精神状态与体力长时间不能恢复，且日间醒来后可见神疲乏力、头晕、头痛、记忆力减退及注意力不集中等。失眠如果长时间得不到治疗，将会诱发或加重患者基础病症，如冠心病、心律失常、头痛、眩晕等。

病因病机

　　中医学认为阳出于阴，则清醒而劳作；阳入于阴，则寐而歇息。《黄帝内经》中将失眠称为"不得眠""目不瞑"等，认为失眠是阴阳的出入异常，卫气行于阳，不能入于阴，或不能出于阴所致。阳不入于阴，多为阳盛阴衰，如肝火、心火、胃火炽盛、肝阳上亢或失血、精亏、津亡及营阴暗耗等，阴虚无以制阳，阳盛于外，神不归于舍故不寐；阳气同行之路阻滞，阳气不能出于阴，故见失眠，多因痰浊、瘀血所致。《景岳全书·不寐》将失眠的病机概括为有邪、无邪两种，认为"有邪者多实证，无邪者皆虚证"。《医宗必读·不得卧》又将不寐的病因概括为"气虚、阴虚、痰滞、水停、胃不和"五个方面。

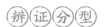

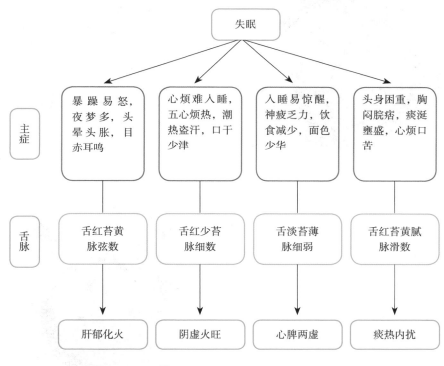

图 3-3-1　失眠辨证分型

治疗

┌──────────────────────────┐
│　　　　　　肝郁化火　　　　　　│
└──────────────────────────┘

◎ 处方

手法：揉法、推法、抹法、击法、按揉法。

部位：百会、神庭、印堂、睛明、鱼腰、攒竹、四白、太阳、角孙、风池、安眠、章门、期门、太冲。

◉ 操作

患者仰卧位，施术者立于其一侧。

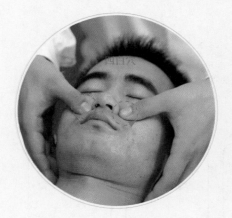

图 3-3-2　按揉四白穴（例）

按揉头面部穴位：施术者以双手中指或拇指指腹对称按揉头面部诸穴，包括百会、神庭、印堂、睛明、鱼腰、攒竹、四白（图 3-3-2）、太阳、角孙、风池、安眠等，操作时动作由轻到重，以穴位局部出现轻微酸胀感为度，每个穴位维持 30 秒~1 分钟。

推抹面部：嘱患者闭眼，施术者以双手的拇指指腹着力，沿目中央、鼻翼双侧、鼻唇沟、耳前、目外眦、眉棱骨的方向轻柔和缓地推抹，共进行 8~10 次（图 3-3-3）。

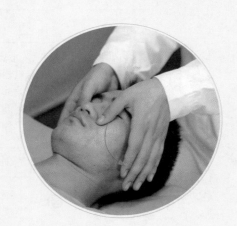

图 3-3-3　推抹面部

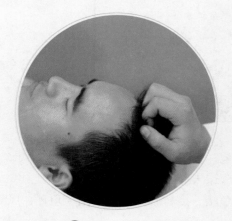

图 3-3-4　提发根

提发根：施术者十指分开，先以十指的指腹轻轻着力于头皮，在头发上扫动约 30 秒。然后将手自然张开，呈半握拳状，以各手指指节夹持头发，向上提扯数遍，时间共 1 分钟左右（图 3-3-4）。

指击头部：施术者五指微屈，通过腕关节的屈伸带动指端击打患者头部，方向沿前额至头顶部，约8~10遍（图3-3-5）。

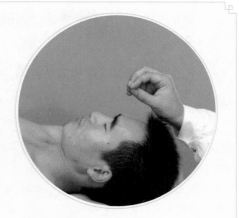

图3-3-5　指击头部

指揉足厥阴肝经：施术者以拇指或中指指腹按揉章门、期门（图3-3-6）、太冲穴，每穴局部有强烈酸胀感下维持1分钟左右；掌揉两肋（图3-3-7），每侧1分钟左右。

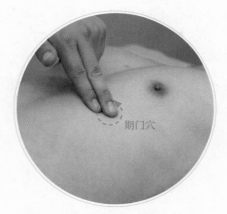

图3-3-6　指揉期门穴（例）

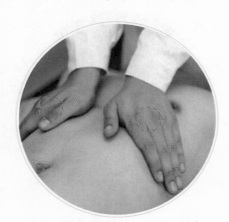

图3-3-7　掌揉两肋

阴虚火旺

处方

手法：拿法、推法、扫散法、按揉法。

部位：风池、安眠、头维、太阳、桥弓。

⊛ 操作

患者坐位，施术者立于其后侧。

拿五经：施术者将一手五指张开置于患者头部，中指位于正中督脉前发际处，食指与无名指置于左右两侧足太阳膀胱经，拇指及小指置于两侧足少阳胆经，沿经脉向后缓缓拿捏，以重拿风池结束，反复进行5~10遍（图3-3-8）。

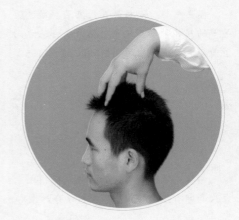

图3-3-8　拿五经

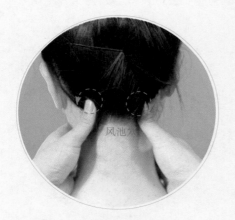

图3-3-9　按揉风池穴（例）

按揉诸穴：术者以双手拇指指腹着力于风池（图3-3-9）、安眠等穴，行按揉法，每穴各操作约30秒。

扫散法：施术者拇指虚置于头维穴附近，其余四指轻微屈曲，以四指指端轻快地扫过双颞侧，方向为由太阳穴开始，经过双耳上方，于枕后部停止，快速进行，操作约8~10遍（图3-3-10）。

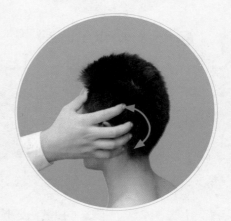

图3-3-10　头部侧面扫散法

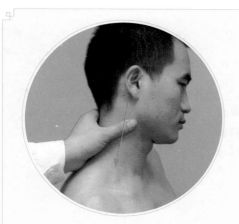

推桥弓：施术者取坐位以拇指的指腹，自上而下缓慢推桥弓（指颈部翳风至缺盆之间的连线），先左后右，每侧20次左右（图3-3-11）。

图 3-3-11　推桥弓

心脾两虚

◎ 处方

手法：揉法、擦法、推法、擦法、捏脊法。

部位：神门、膻中、中脘、天枢、关元、气海、心俞、肝俞、胆俞、脾俞、胃俞、肾俞、足三里、督脉。

◎ 操作

（1）患者仰卧位，施术者立于其右侧。

掌揉任脉：施术者以大鱼际着力于患者任脉上，自膻中至关元穴行轻柔和缓的揉法，共操作3分钟左右（图3-3-12）。

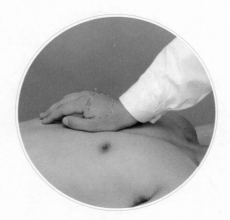

图 3-3-12　掌揉任脉

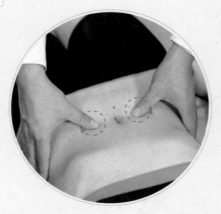

指揉诸穴：施术者以拇指指腹着力于膻中、中脘、天枢（图3-3-13）、气海、关元、神门、足三里穴，行轻柔和缓的指揉法，以穴位局部出现明显酸胀感为度，共操作5分钟左右。

图3-3-13　指揉天枢穴（例）

（2）患者俯卧位，施术者立于其右侧。

腰背部㨰法：施术者以第五掌指关节㨰法沿背部足太阳膀胱经（由肩部向腰骶部）进行操作，重点施术穴位为心俞、肝俞、胆俞、脾俞、胃俞，在肾俞穴处行指间关节㨰法，每侧各操作3~5遍（图3-3-14）。

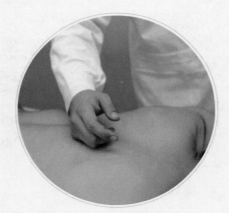

图3-3-14　腰背部㨰法

捏脊法：施术者双手捏持患者两侧足太阳膀胱经处皮肤，自腰骶部向肩背部操作8~10遍，可行捏三提一法，操作结束后脊柱两侧皮肤出现两条平行的红线（图3-3-15）。

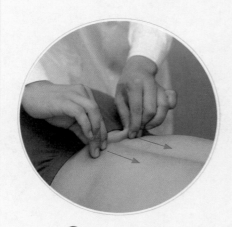

图3-3-15　捏脊法

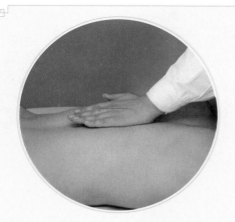

掌推督脉：施术者以手掌着力于患者背部正中的督脉上，使掌面沿督脉自大椎向腰骶部行直线推进，共操作3~5遍（图3-3-16）。

图 3-3-16　掌推督脉

擦督脉：在操作部位涂抹具有药用且有润滑作用的介质，施术者以一手手掌置于患者后背督脉上，自大椎穴开始至命门穴结束，以局部皮肤发红深层透热为度（图3-3-17）。

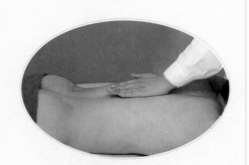

图 3-3-17　擦督脉

痰热内扰

◎ 处方

手法：滚法、揉法、推法、抹法、擦法、按揉法。

部位：印堂、神庭、太阳、内关、神门、脾俞、胃俞、八髎、丰隆、足三里、前额部。

◎ 操作

（1）患者仰卧位，施术者立于其一侧。

指推前额：施术者以双手拇指指腹按压于印堂穴，沿督脉由印堂至神庭穴轻柔和缓地推动，注意动作不可过快，共进行20~30遍（图3-3-18）。

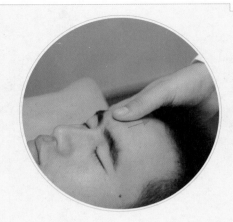

图3-3-18　指推前额

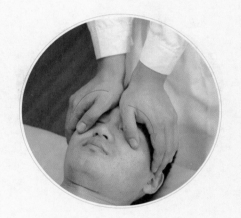

图3-3-19　抹前额

抹前额：施术者以双手的掌面及大鱼际处着力，由印堂穴向太阳穴方向缓慢推抹前额部20~30遍（图3-3-19）。

指揉诸穴：施术者以拇指指腹按揉内关（图3-3-20）、神门、丰隆、足三里穴，以穴位局部产生明显酸胀感为度，每个穴位操作30秒左右。

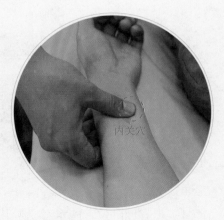

图3-3-20　指揉内关穴（例）

（2）患者取俯卧位，施术者立于其右侧。

滚足太阳膀胱经：施术者以第五掌指关节突起为着力点，以掌指关节滚法由肩部向腰骶部移动，力度由轻到重，反复操作3~5遍（图3-3-21）。

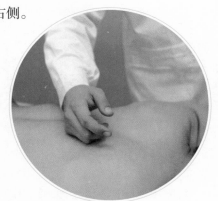

图 3-3-21　滚足太阳膀胱经

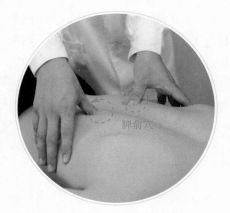

图 3-3-22　按揉脾俞穴（例）

按揉诸穴：术者以双手拇指指腹着力于脾俞（图3-3-22）、胃俞、八髎等穴，行按揉法，待穴位有明显得气感时每穴维持刺激量30秒。

擦腰背：先在腰背部涂抹具有润滑作用的油性介质，施术者以手掌掌面沿肩部至腰骶方向擦背部足太阳膀胱经（图3-3-23），以脾俞、胃俞为重点，再用小鱼际横擦八髎（图3-3-24），以局部皮肤发红深层透热为度。

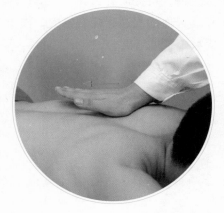

图 3-3-23　直擦足太阳膀胱经

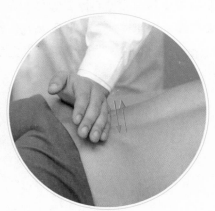

图 3-3-24　小鱼际横擦八髎

第四节　高血压

概述

　　高血压属中医眩晕、头痛、中风等范畴，是指收缩压和（或）舒张压升高，一般认为在安静休息时血压如经常超过 140/90mmHg 者为高血压，判断高血压时舒张压的临床意义更大。在绝大多数患者中，高血压的病因不明，称为原发性高血压。在约 5% 患者中，当血压升高是某些疾病的一种表现时，称为继发性高血压。初期如不重视，后期严重者可影响心、脑、肾等脏器。高血压是我国最常见的心血管疾病，也是最大的流行病之一。

病因病机

　　本病主要原因与情志失调、饮食不节、内伤虚损等因素有关。长期精神紧张或情志不畅，而致面赤升火，眩晕头痛；劳伤过度，肝失所养，肾精不足，肝阳偏亢，上扰清窍，而致头晕、头痛。人体肝肾阴虚、肝阳上亢，形成了下虚上实的病理现象，所以出现头痛、头晕、耳鸣、失眠等症。脾失健运，久蕴化火，火灼津液成痰，挟肝风上扰清窍而头痛、头晕。肾阴亏损不能滋养于心，故见心悸、健忘、失眠。肝火上冲，可见面红目赤、善怒；风火相煽，灼津成痰。若肝阳暴亢，则阳亢风动，血随气逆，挟痰挟火，横窜经络，扰动心神，蒙蔽清窍，发生卒中、昏厥等严重后果。

辨证分型

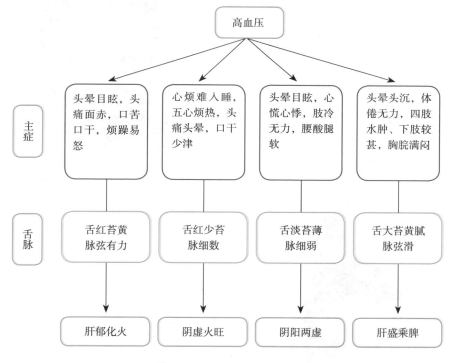

图 3-4-1 高血压辨证分型

治疗

肝郁化火

◎ 处方

手法：拿法、推法、振法、按揉法、拿揉法。

部位：百会、神庭、印堂、睛明、攒竹、四白、太阳、角孙、风池、桥弓。

◎ 操作

患者坐位，施术者立于其一侧。

按揉头面部诸穴：施术者以拇指指腹按揉头面部诸穴，包括百会、神庭、印堂、睛明、攒竹、四白（图3-4-2）、太阳、角孙、风池等，操作时动作由轻到重，以至穴位处有明显酸胀得气感，每个穴位维持30秒~1分钟。

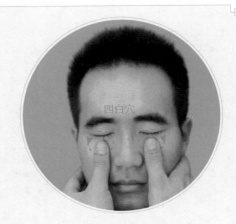

图3-4-2　按揉四白穴（例）

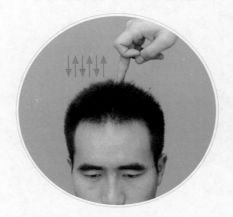

图3-4-3　指振百会穴

指振百会穴：以食指或中指指端垂直放于百会穴，通过前臂屈肌群和伸肌群交替的静止性用力，产生快速的振动，共操作1分钟左右（图3-4-3）。

拿风池穴：施术者一手拇指与其余四指相对用力，重拿风池穴2~3分钟，以局部酸胀感并向头部放射为度（图3-4-4）。

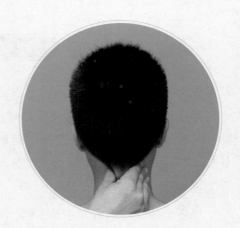

图3-4-4　拿风池穴

拿揉肩部：施术者双手拇指与其余四指相对用力，行肩部拿揉2~3分钟（图3-4-5）。

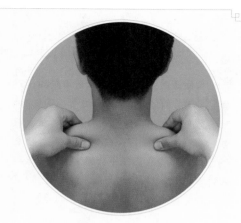

图 3-4-5　拿揉肩部

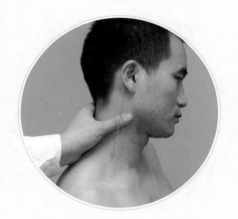

推桥弓：施术者以拇指的指腹自颈部翳风至缺盆缓慢推动，先左后右，每侧10~20遍（图3-4-6）。

图 3-4-6　推桥弓

阴虚火旺

◎ 处方

手法：推法、按揉法、扫散法、拿揉法。

部位：百会、完骨、风池、风府、神庭、太阳、桥弓、内关、神门、大陵、照海、两颞部。

◎ 操作

患者坐位，施术者立于其一侧。

按揉诸穴：施术者以拇指指腹按揉百会、神庭、印堂、睛明、四白（图3-4-7）、完骨、太阳、风池、神门、大陵、照海等，操作时动作由轻到重，使穴位局部有明显得气感，每个穴位维持30秒~1分钟。

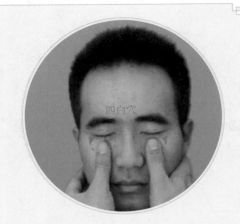

图3-4-7　按揉四白穴（例）

拿揉肩部：施术者双手拇指与其余四指相对用力，行肩部拿揉，以患者双肩有明显胀痛感为度，操作1~3分钟（图3-4-8）。

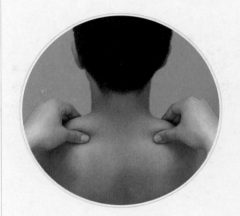

图3-4-8　拿揉肩部

扫散法：施术者双手拇指分置于头维穴附近，其余四指轻微屈曲，以四指指尖轻快地扫过双颞侧，方向为由太阳穴开始，经过双耳上方，于枕后部停止，快速进行，操作6~10遍（图3-4-9）。

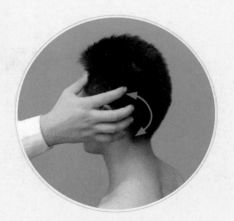

图3-4-9　扫散法

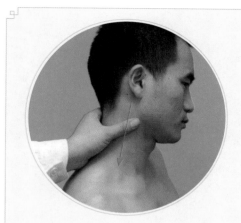

推桥弓：施术者以拇指的指腹，沿颈部翳风至缺盆之间的连线自上而下缓慢推动，先左后右，每侧10~20遍（图3-4-10）。

图 3-4-10　推桥弓

阴阳两虚

◎ 处方

手法：推法、擦法、拍法、擦法、按揉法、拿揉法。

部位：百会、神庭、印堂、攒竹、完骨、风池、肾俞、命门、桥弓、足太阳膀胱经、腰骶部。

◎ 操作

（1）患者坐位，施术者立于其一侧。

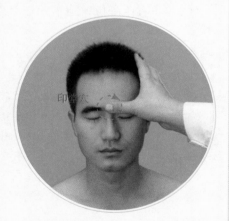

按揉头面部诸穴：施术者以拇指指腹按揉头面部诸穴，包括百会、神庭、印堂（图3-4-11）、攒竹、完骨、风池等，操作时动作由轻到重，使穴位局部微有得气感，每个穴位维持1分钟。

图 3-4-11　按揉印堂穴（例）

拿揉肩部：施术者双手拇指与其余四指相对用力，行肩部拿揉，以患者双肩有明显胀痛感为度，操作1~3分钟（图3-4-12）。

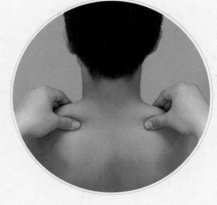

图 3-4-12　拿揉肩部

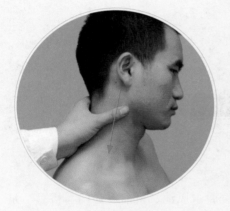

图 3-4-13　推桥弓

推桥弓：患者坐位，以拇指的指腹着力，沿颈部翳风至缺盆之间的连线自上而下缓慢推动，先左后右，每侧10~20遍（图3-4-13）。

（2）患者俯卧位，施术者立于其右侧。

擦背部足太阳膀胱经：施术者以第五掌指关节突起为着力点，由肩部向腰骶部方向行擦法，每侧操作3~5遍（图3-4-14）。

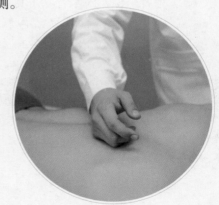

图 3-4-14　擦背部足太阳膀胱经

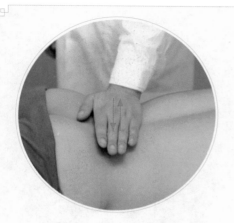

横擦腰骶部：先在操作部位涂抹具有润滑作用的油性介质，施术者以手掌掌面着力，横擦腰骶部，以局部皮肤发红深层透热为度，重点在肾俞、命门穴处（图3-4-15）。

图 3-4-15　横擦腰骶部

拍足太阳膀胱经：施术者五指并拢，虚掌，双手交替以有弹性的巧劲平稳地沿足太阳膀胱经循行方向自肩向腰骶部拍击，共操作5~10遍（图3-4-16）。

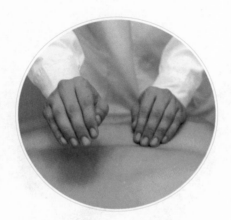

图 3-4-16　拍足太阳膀胱经

肝盛乘脾

🏵 处方

手法：擦法、振法、抹法、按揉法。

部位：百会、神庭、印堂、太阳、攒竹、完骨、风池、肝俞、膈俞、脾俞、胃俞。

😊 操作

（1）患者坐位，施术者立于其一侧。

按揉头面部诸穴：施术者以拇指指腹按揉头面部诸穴，包括百会、神庭（图3-4-17）、印堂、太阳、攒竹、完骨、风池等，操作时动作由轻到重，使每个穴位局部有强烈得气感时维持30秒~1分钟。

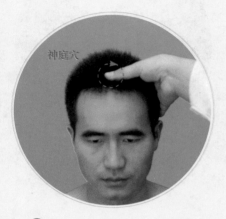

图 3-4-17　按揉神庭穴（例）

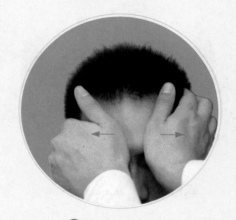

图 3-4-18　抹前额

抹前额：施术者以双手的掌面及大鱼际处着力，由印堂穴向太阳穴方向缓慢推抹前额部20~30遍（图3-4-18）。

指振百会穴：以食指或中指指端垂直放于百会穴，其余手指自然并拢，上肢肌肉放松，通过前臂屈肌群和伸肌群交替的静止性用力，产生快速的振动，共操作1分钟左右（图3-4-19）。

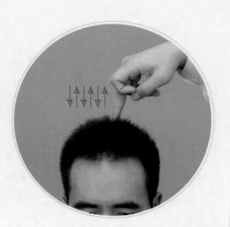

图 3-4-19　指振百会穴

擦两肋：在操作部位涂抹具有药用且有润滑作用的介质，以手掌掌面斜擦两肋，以患者自觉气机通畅为度，共操作1分钟左右（图3-4-20）。

（2）患者俯卧位，施术者立于其右侧。

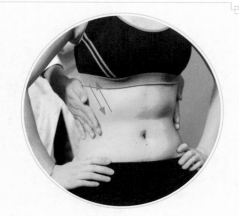

图3-4-20　擦两肋

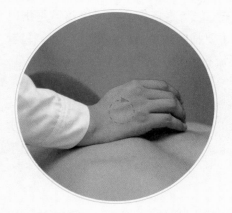

图3-4-21　按揉足太阳膀胱经

按揉足太阳膀胱经：施术者以手掌大鱼际或掌根着力于患者背部足太阳膀胱经，施以按揉法，操作方向由肩部至腰骶部，以患者局部出现明显酸胀感为度，每侧各操作3~5遍（图3-4-21）。

按揉背部诸穴：施术者以拇指指腹按揉背部诸穴，包括肝俞（图3-4-22）、膈俞、脾俞、胃俞等，待患者微有酸胀感后改为指端点按（图3-4-23），至穴位局部有明显酸胀感为度，操作时动作由轻到重，每个穴位维持20~30秒。

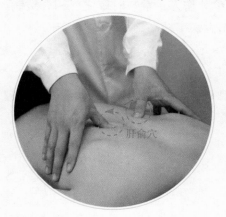

图3-4-22　按揉肝俞穴（例）

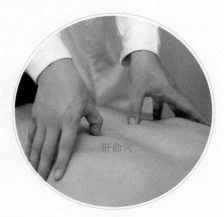

图3-4-23　点按肝俞穴（例）

第五节 感冒

概述

感冒，俗称"伤风"，病名出自北宋《仁斋直指方·诸风》篇，是指以恶寒、发热、鼻塞、流涕、全身不适为主要临床表现的一种外感病症。轻者通常数天即愈，在某个时期地域内广泛流行者称为时行感冒，多病情较重，需结合药物等综合治疗。

《黄帝内经》中已有关于感冒的记载，《素问·骨空论》中提出："风从外入，令人振寒，汗出头痛，身重恶寒。"汉代张仲景将感冒分为伤寒表实证及伤寒表虚证，为感冒的辨证论治奠定了基础。至明清时，又有人提出了体虚感冒应扶正祛邪的治疗原则。

病因病机

感冒多因感受六淫之邪，肺卫之气受损所致。

（一）风邪

感冒常因风邪引起，但往往非风邪单独伤人，常与时令之气相合致病。起病后多成风寒、风热之证，于冬春季节发病率较高。

（二）时行疫毒

指具有传染性的时行疫邪侵袭人体致病。多数情况下起病较急，症状较重，且多在同一时期、同一地域内广泛流行。

辨证分型

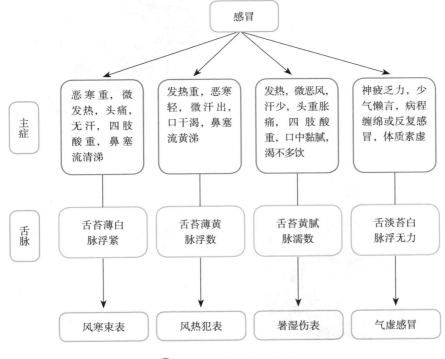

主症	恶寒重，微发热，头痛，无汗，四肢酸重，鼻塞流清涕	发热重，恶寒轻，微汗出，口干渴，鼻塞流黄涕	发热，微恶风，汗少，头重胀痛，四肢酸重，口中黏腻，渴不多饮	神疲乏力，少气懒言，病程缠绵或反复感冒，体质素虚
舌脉	舌苔薄白脉浮紧	舌苔薄黄脉浮数	舌苔黄腻脉濡数	舌淡苔白脉浮无力
	风寒束表	风热犯表	暑湿伤表	气虚感冒

图 3-5-1　感冒辨证分型

治疗

风寒束表

◎ **处方**

　　手法：抹法、点法、拿法、擦法、击法、按揉法。

　　部位：印堂、神庭、太阳、风池、气户、风门、肺俞、足太阳膀胱经。

◎ **操作**

（1）患者仰卧位，施术者立于其一侧。

抹前额：施术者以手掌大鱼际着力于患者前额正中，自正中向两侧太阳穴处行单向抹法，用力不宜过大，操作10遍左右（图3-5-2）。

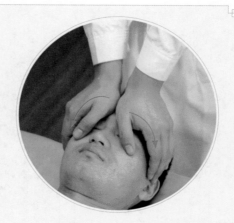

图 3-5-2　抹前额

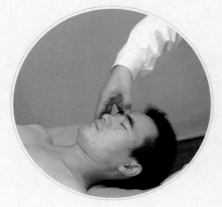

图 3-5-3　点按印堂穴（例）

点按诸穴：施术者以拇指指端着力于印堂（图3-5-3）、神庭、太阳、风池、气户穴，行点按法，力度由轻到重，以穴位局部出现明显酸胀感为度，每穴操作1分钟左右。

（2）患者俯卧位，施术者立于其右侧。

按揉足太阳膀胱经：施术者以手掌大鱼际或掌根着力于患者背部足太阳膀胱经，施以按揉法，操作方向由肩部至腰骶，以患者局部出现明显酸胀感为度，每侧各操作3~5遍（图3-5-4）。

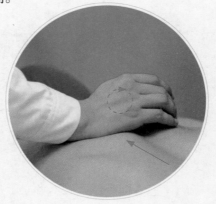

图 3-5-4　按揉足太阳膀胱经

点按诸穴：施术者以拇指指端着力于风门、肺俞穴（图 3-5-5），行点按法，力度由轻到重，以穴位局部出现明显酸胀感为度，每穴操作 1 分钟左右。

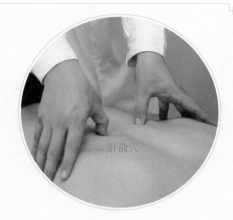

图 3-5-5　点按肺俞穴（例）

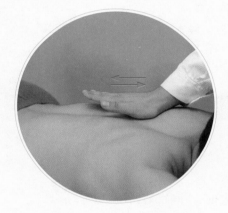

图 3-5-6　擦足太阳膀胱经

擦足太阳膀胱经：先在操作部位涂抹具有润滑作用的油性介质，施术者以手掌掌面沿足太阳膀胱经行掌擦法，以局部皮肤发红深层透热为度（图 3-5-6）。

（3）患者坐位，施术者立于其后侧。

拿五经：施术者将一手五指张开置于患者头部，由前额发际至枕部行五指拿法，最后以重拿风池穴结束，共操作 5~10 遍（图 3-5-7）。

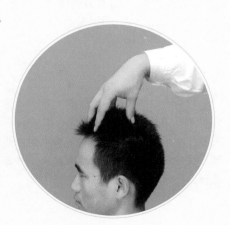

图 3-5-7　拿五经

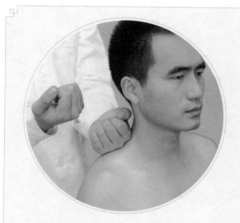

拳击肩背：施术者手握空拳，腕关节伸直，以拳背为着力面，肘关节为支点，用拳背有节奏地平击患者肩背部，以患者感觉肩背部轻松为度（图3-5-8）。

图 3-5-8　拳击肩背

风热犯表

处方

手法：推法、擦法、按揉法、扫散法。

部位：太阳、头维、风池、曲池、大椎、肺俞、合谷、鱼际。

操作

患者坐位，施术者立于其一侧。

扫散法：施术者双手拇指分置于头维穴附近，其余四指轻微屈曲，以四指指尖轻快地扫过双颞侧，方向为由太阳穴开始，经过双耳上方，于枕后部停止，快速进行，操作6~10遍（图3-5-9）。

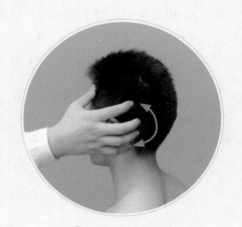

图 3-5-9　扫散法

按揉诸穴：施术者以拇指指腹着力于太阳、头维、风池、曲池（图 3-5-10）、合谷、肺俞诸穴，施以指揉法，以患者耐受为度，最好是微微发汗，每穴操作 30 秒~1 分钟。

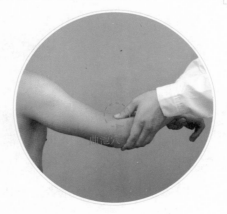

图 3-5-10　指揉曲池穴（例）

推鱼际：施术者以拇指指腹着力于大鱼际处，由鱼际远端向近端行推法，力度宜偏重，以患者耐受为度，共操作 20~30 遍（图 3-5-11）。

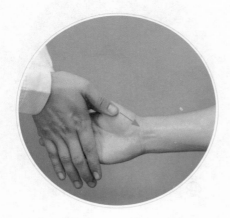

图 3-5-11　推鱼际

擦大椎穴：在操作部位涂抹具有药用且有润滑作用的介质，施术者以手掌小鱼际面着力于患者大椎穴处，行快速往返擦法，以局部皮肤发红深层透热为度（图 3-5-12）。

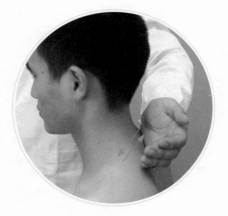

图 3-5-12　擦大椎穴

暑湿伤表

处方

手法：擦法、揉法、揉法、按揉法。

部位：曲池、内关、天枢、丰隆、阳陵泉、阴陵泉、足太阳膀胱经。

操作

（1）患者仰卧位，施术者立于其一侧。

指揉诸穴：施术者以拇指指腹着力于曲池、内关、天枢、丰隆（图3-5-13）、阴陵泉、阳陵泉诸穴，施以指揉法，以穴位局部出现明显酸胀感为度，每穴操作30秒~1分钟。

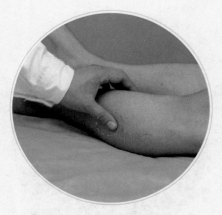

图 3-5-13 指揉丰隆穴（例）

（2）患者俯卧位，施术者立于其右侧。

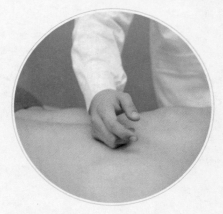

揉背部足太阳膀胱经：施术者以第五掌指关节揉法由肩部向腰骶部移动，每侧各操作3~5遍（图3-5-14）。

图 3-5-14 揉背部足太阳膀胱经

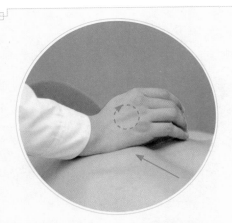

图 3-5-15　按揉足太阳膀胱经

按揉足太阳膀胱经：施术者以手掌大鱼际或掌根着力于患者背部足太阳膀胱经，施以按揉法，操作方向由肩部向腰骶部，以患者局部出现明显酸胀感为度，每侧各操作 3~5 遍（图 3-5-15）。

擦足太阳膀胱经：先在操作部位涂抹具有润滑作用的油性介质，施术者以手掌掌面沿足太阳膀胱经循行方向往返行擦法，以局部皮肤发红深层透热为度（图 3-5-16）。

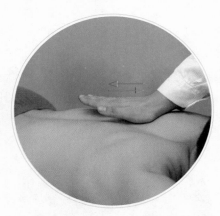

图 3-5-16　擦足太阳膀胱经

气虚感冒

处方

手法：拍法、揉法、按揉法、捏脊法。

部位：百会、印堂、中脘、足三里、肺俞、定喘、脾俞、肾俞、足太阳膀胱经。

◉ 操作

（1）患者仰卧位，施术者立于其右侧。

指揉诸穴：施术者以拇指或中指指腹着力于百会、印堂、中脘（图3-5-17）、足三里穴，施以轻柔的指揉法，以穴位局部出现轻微酸胀感为度，每穴操作1~3分钟。

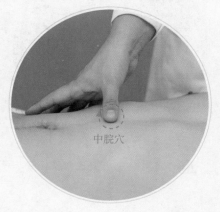

中脘穴

图 3-5-17　指揉中脘穴（例）

（2）患者俯卧位，施术者立于其右侧。

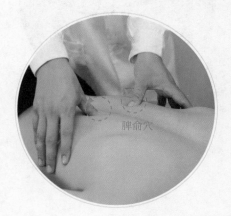

脾俞穴

图 3-5-18　指揉脾俞穴（例）

按揉背部诸穴：施术者以拇指指腹着力于肺俞、定喘、脾俞（图3-5-18）、肾俞诸穴，施以轻柔的按揉法，使患者微有酸胀感，每穴操作1~3分钟。

捏脊法：施术者于脊柱两侧足太阳膀胱经行捏脊手法，自腰骶部向肩背部操作，操作8~10遍，可行捏三提一法，操作结束后脊柱两侧皮肤出现两条平行的红线（图3-5-19）。

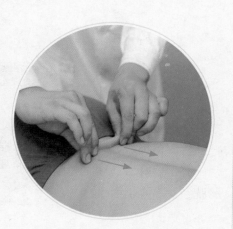

图 3-5-19　捏脊法

拍足太阳膀胱经：施术者沿背部足太阳膀胱经循行方向行拍法自肺俞至关元俞结束，双手交替操作，动作不宜过快，共操作 5~10 遍（图 3-5-20）。

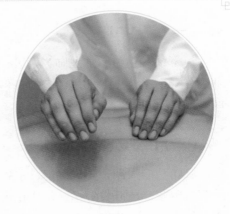

图 3-5-20　拍足太阳膀胱经

第六节　慢性支气管炎

概述

　　慢性支气管炎是指以咳嗽、咳痰或气喘为主要临床表现的一种病症，多因感染或肺感染因素引起气管、支气管的慢性非特异性炎症。中医属"咳嗽""喘证""痰饮"等范畴。本病多于冬季发作，入春后随气温回暖缓解。持续 3 个月以上，连续 2 年发作，且排除其他疾病的情况下可以诊断为本病。

　　《黄帝内经》中记载："金不及曰从革"，从革则发为咳喘，咳喘之疾，其病在肺，肺之虚实皆可致咳喘。《素问·咳论》曰："五脏六腑皆令人咳"，为后世研究咳喘奠定了理论基础。

病因病机

　　慢性支气管炎可因外感六淫侵袭肺卫，或脏腑功能失调，日久生邪内伤于肺，导致肺气失宣，肺气上逆致咳。

（一）外感六淫

风邪易袭上位，加之肺为娇脏，且直接与外界相通，故六淫之气常以风邪为先导，夹杂于风邪之中经口鼻侵袭人体，伤及肺卫，致肺失宣肃，发为咳嗽。

（二）内邪伤肺

脏腑功能失调，脾失健运，水谷不能化生为精微物质，聚湿生痰，阻于肺脏可致咳；或肝失舒畅，郁久化火，炼液成痰，痰火上逆致咳；或久病肺阴亏耗，肺主气功能失常，气机肃降无权，上逆致咳。

辨证分型

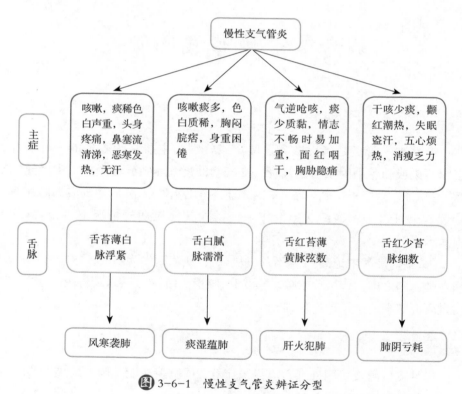

图 3-6-1　慢性支气管炎辨证分型

风寒袭肺

◉ 处方

手法：**揉法、㨰法、擦法、推法。**

部位：**风池、风府、中府、云门、天突、膻中、关元、孔最、风门、肺俞、定喘、足太阳膀胱经。**

◉ 操作

（1）患者仰卧位，施术者立于其右侧。

指揉诸穴：施术者以拇指指腹着力于膻中、天突、中府、云门（图 3-6-2）、风池、风府、孔最诸穴，施以指揉法，以穴位局部出现明显酸胀感为度，每穴操作30 秒 ~1 分钟。

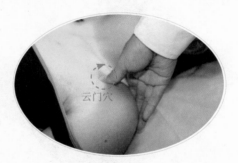

图 3-6-2　指揉云门穴（例）

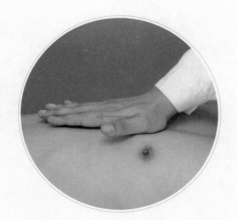

掌推任脉：施术者以手掌掌面着力于任脉，行膻中穴至关元穴掌推，反复推 5~10 次，以患者感觉发热为宜（图 3-6-3）。

图 3-6-3　掌推任脉

（2）患者俯卧位，施术者立于其右侧。

揉足太阳膀胱经：施术者以第五掌指关节突起为着力点，以掌指关节揉法由肩部向腰骶部移动，力度由轻到重，每侧各操作3~5遍（图3-6-4）。

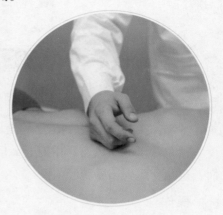

图3-6-4　揉足太阳膀胱经

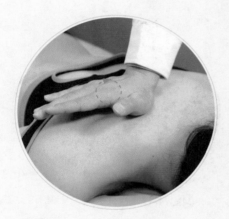

图3-6-5　掌揉肺俞穴（例）

掌揉诸穴：施术者以掌根着力于患者风门、肺俞（图3-6-5）、定喘等穴，以患者局部强烈酸胀感为度，每穴操作1分钟左右。

擦足太阳膀胱经：在操作部位涂抹具有药用且有润滑作用的介质，施术者以手掌面沿足太阳膀胱经循行方向行往返擦法，以局部皮肤发红深层透热为度（图3-6-6）。

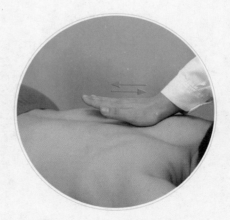

图3-6-6　擦足太阳膀胱经

痰湿蕴肺

◎ 处方

手法：揉法、拿揉法、揉拨法、按揉法。

部位：风池、肩井、肺俞、脾俞、胃俞、足三里、丰隆、足太阳膀胱经。

◎ 操作

（1）患者坐位，施术者立于其一侧。

拿揉颈项：施术者以拇指与其余四指相对用力，拿揉颈部肌肉，以风池穴为重点，以颈部肌肉感觉轻松为度，共操作10遍左右（图3-6-7）。

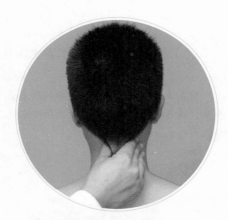

图 3-6-7　拿揉颈项

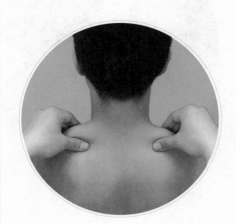

图 3-6-8　拿揉肩部

拿揉肩部：施术者双手拇指与其余四指相对用力，以肩井穴为中心，行肩部拿揉，操作时间1~2分钟，待肩部肌肉放松后做重拿肩井1~2遍结束（图3-6-8）。

指揉诸穴：施术者以拇指指腹着力于足三里、丰隆穴（图 3-6-9），施以指揉法，以穴位局部出现明显酸胀感为度，每穴操作 1 分钟左右。

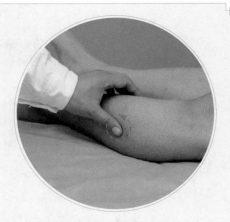

图 3-6-9　指揉丰隆穴（例）

（2）患者俯卧位，施术者立于其右侧。

指揉背俞穴：施术者以拇指指腹着力于肺俞、脾俞（图 3-6-10）、胃俞穴，施以指揉法，待患者微有酸胀感后改为指端点按（图 3-6-11），至穴位局部有明显酸胀感为度，每穴操作 1 分钟左右。

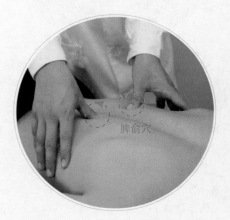

图 3-6-10　指揉脾俞穴（例）

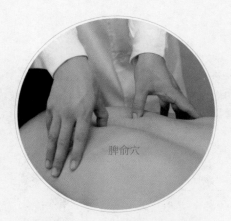

图 3-6-11　点按脾俞穴（例）

揉拨足太阳膀胱经：施术者以掌根沿患者脊柱两侧足太阳膀胱经行揉拨，掌根下有明显滚动感。反复操作3~5遍（图3-6-12）。

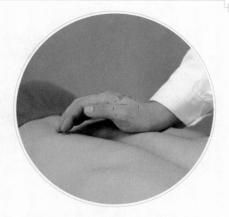

图 3-6-12　揉拨足太阳膀胱经

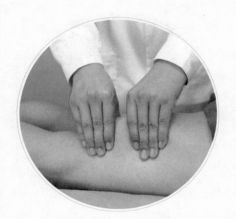

图 3-6-13　拿下肢

拿下肢：施术者双手拇指与其余四指相对用力，行下肢部提拿，反复操作3~5遍（图3-6-13）。

按揉双下肢：术者以手掌掌面或掌根着力于患者下肢后侧，施以按揉法，操作方向由臀横纹至跟腱部，以患者出现明显酸胀感为度，每侧各操作3~5遍（图3-6-14）。

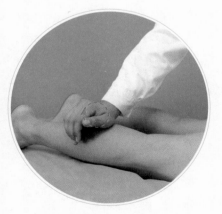

图 3-6-14　按揉下肢

肝火犯肺

◎ 处方

手法：揉法、推法、点法、揉拨法。

部位：天突、气户、章门、期门、肺俞、肝俞、胆俞、大鱼际、足太阳膀胱经。

◎ 操作

（1）患者仰卧位，施术者立于其右侧。

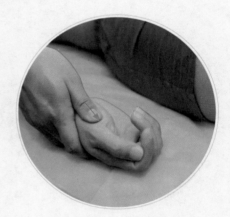

推鱼际：操作前在大鱼际局部涂抹油性介质，施术者以拇指指腹由鱼际近端向远端行指推法，力度宜偏重，以患者耐受为度，共操作20~30遍（图3-6-15）。

图 3-6-15　推鱼际

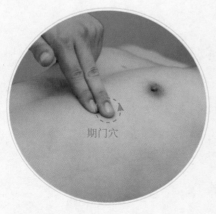

期门穴

图 3-6-16　指揉期门穴（例）

指揉诸穴：施术者以中指指腹着力于天突、气户、章门、期门穴（图3-6-16），施以指揉法，以穴位局部出现明显酸胀感为度，每穴操作1分钟左右。

（2）患者俯卧位，施术者立于其右侧。

指揉背俞穴：施术者以拇指指腹着力于肺俞、肝俞（图3-6-17）、胆俞穴，施以指揉法，待患者微有酸胀感后改为指端点按（图3-6-18），至穴位局部有明显酸胀感为度，每穴操作1分钟左右。

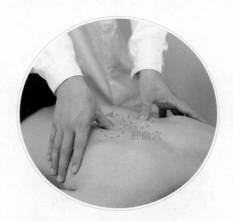

图3-6-17　指揉肝俞穴（例）

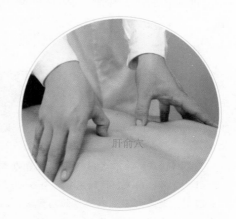

图3-6-18　点按肝俞穴

揉拨足太阳膀胱经：施术者以掌根沿患者脊柱两侧足太阳膀胱经行揉拨法，掌根下有明显滚动感，反复操作3~5遍（图3-6-19）。

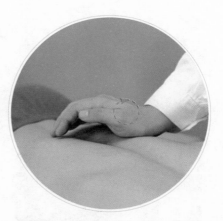

图3-6-19　揉拨足太阳膀胱经

肺阴亏耗

◉ **处方**

手法：揉法、拿揉法、揉拨法。

部位：云门、中府、内关、肺俞、肾俞、阴陵泉、三阴交、太溪、手三阴经。

◉ **操作**

（1）患者仰卧位，施术者立于其右侧。

指揉诸穴：施术者以拇指指腹着力于云门、中府、内关、阴陵泉（图3-6-20）、三阴交、太溪穴，施以轻柔的指揉法，以穴位局部出现轻微酸胀感为度，每穴操作1分钟左右。

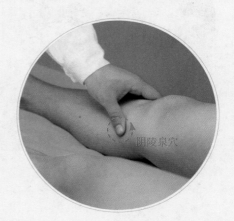

图 3-6-20　指揉阴陵泉穴

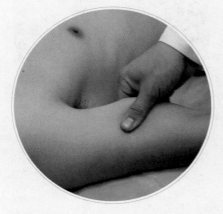

拿揉手三阴经：施术者拇指与其余四指分开，相对用力，沿手三阴经循行方向由上向下行拿揉手法，力度宜柔和渗透，共操作10遍左右（图3-6-21）。

图 3-6-21　拿揉手三阴经

（2）患者俯卧位，施术者立于其右侧。

指揉背俞穴：施术者以拇指指腹着力于肺俞、肾俞穴（图3-6-22），施以轻柔的指揉法，待患者微有酸胀感时每穴维持30秒~1分钟。

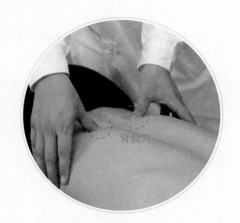

图 3-6-22　指揉肾俞穴（例）

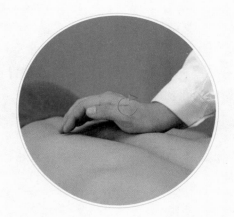

揉拨足太阳膀胱经：施术者以掌根沿患者脊柱两侧足太阳膀胱经行揉拨法，掌根下有明显滚动感，每侧反复操作3~5遍（图3-6-23）。

图 3-6-23　揉拨足太阳膀胱经

第七节　功能性消化不良

概述

　　功能性消化不良是指以胃脘部痞闷胀满不适为主要临床表现的一种病症，可伴有食欲不振、恶心、呕吐、嗳气泛酸等上腹部不适症状。中医又称为痞满、心下痞、胃痞等，是脾胃疾患中较为多见的病症。本病应在排除器质性病变的前提下确诊。

早在《黄帝内经》中就有关于痞满的记载，《素问·太阴阳明论》中提出："饮食不节，起居不时者，阴受之……入五脏则膜满闭塞。"认为痞满与饮食不节、起居不慎有关。《景岳全书·痞满》中认为本病可分为虚实而论治："凡有邪有滞而痞者，实痞也；无邪无滞而痞者，虚痞也。"本病预后较好，经推拿等治疗后大多可收到满意效果。

病因病机

功能性消化不良多因饮食不节引起，而外邪入里伤及脾胃、情志不畅、素体脾胃虚弱等也是本病的重要病因。病机关键在于中焦气机阻滞，脾胃升降功能失常。

（一）内伤饮食

日常生活中长期不注意饮食习惯，暴饮暴食、过食生冷等均可导致脾胃的运化功能失常，气机升降失和，进而影响消化功能。

（二）感受外邪

外部邪气侵袭人体，且未能及时正确治疗，进而邪气入里，阻滞气机，形成痞满。

（三）情志失常

肝属木，脾属土，恼怒太过则伤肝，肝气不疏可横逆犯胃，木克脾土，导致脾胃升降失常，此外忧愁思虑过度可直接伤及脾胃，引发消化功能不良。近年来，情志失常导致的功能性消化不良较为多见，应予重视。

（四）脾胃虚弱

部分人群素体脾胃虚弱，中焦之气不足，在其他因素影响下更容易发生功能性消化不良。

辨证分型

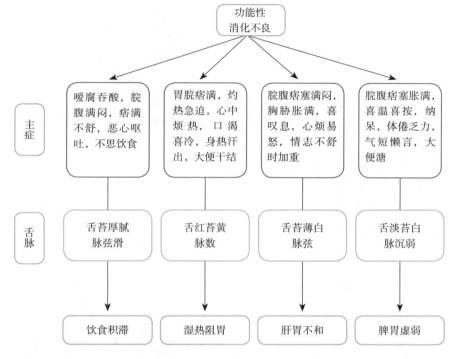

功能性
消化不良

主症

| 嗳腐吞酸，脘腹满闷，痞满不舒，恶心呕吐，不思饮食 | 胃脘痞满，灼热急迫，心中烦热，口渴喜冷，身热汗出，大便干结 | 脘腹痞塞满闷，胸胁胀满，喜叹息，心烦易怒，情志不舒时加重 | 脘腹痞塞胀满，喜温喜按，纳呆，体倦乏力，气短懒言，大便溏 |

舌脉

| 舌苔厚腻脉弦滑 | 舌红苔黄脉数 | 舌苔薄白脉弦 | 舌淡苔白脉沉弱 |

| 饮食积滞 | 湿热阻胃 | 肝胃不和 | 脾胃虚弱 |

图 3-7-1　功能性消化不良辨证分型

治疗

饮食积滞

处方

手法：揉法、摩法、推法、振法、按揉法。

部位：内关、不容、归来、中脘、梁门、滑肉门、天枢、大横、腹结、足三里、阴陵泉、足阳明胃经。

图解
内科病推拿
TUJIE
NEIKEBING
TUINA

✿ 操作

患者仰卧位，施术者立于其右侧。

摩腹：施术者将双手擦热后平置于患者腹部，以摩法沿逆时针方向缓慢轻柔地施术，共操作5分钟左右（图3-7-2）。

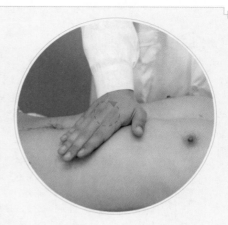

图 3-7-2　摩腹

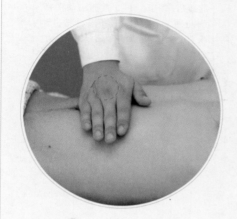

图 3-7-3　按揉上腹

按揉上腹：施术者以手掌平置于患者上腹部，局部施以轻柔的按揉手法，共操作2~3分钟（图3-7-3）。

分推足阳明胃经：施术者以双手拇指指腹着力于上腹部不容穴处，沿足阳明胃经循行方向推至归来穴处止，操作3~5遍（图3-7-4）。

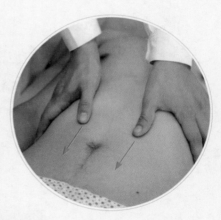

图 3-7-4　分推足阳明胃经

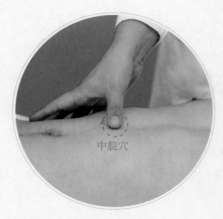

中脘穴

图 3-7-5　指揉中脘穴（例）

指揉诸穴：施术者以拇指指腹着力于内关、中脘（图3-7-5）、梁门、滑肉门、天枢、大横、腹结、足三里、阴陵泉诸穴，施以指揉法，以局部明显酸胀感为度，每穴操作1~3分钟。

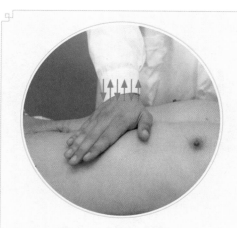

掌振中脘穴：以掌面紧贴于中脘穴，腕关节自然背伸通过前臂屈肌群和伸肌群交替的静止性用力，产生快速的振动感、松动感。共操作1分钟左右（图3-7-6）。

图 3-7-6　掌振中脘穴

湿热阻胃

🏵 处方

手法：揉法、推法、擦法、振法、按揉法。

部位：内关、曲池、天枢、中脘、丰隆、阴陵泉、阳陵泉、大鱼际、足太阳膀胱经。

🏵 操作

（1）患者仰卧位，施术者立于其右侧。

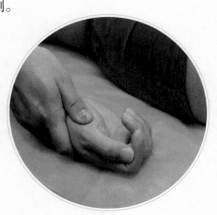

推鱼际：施术前在大鱼际局部涂抹油性介质，施术者以拇指指腹由鱼际近端向远端行推法，力度宜偏重，以患者耐受为度，共操作20~30遍（图3-7-7）。

图 3-7-7　推鱼际

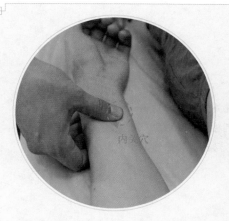

指揉诸穴：施术者以拇指指腹着力于曲池、内关（图3-7-8）、天枢、丰隆、阴陵泉、阳陵泉诸穴，施以指揉法，以穴位局部出现明显酸胀感为度，每穴操作30秒~1分钟。

图 3-7-8　指揉内关穴

按揉上腹：施术者以手掌平置于患者上腹部，局部施以沉稳的按揉手法，共操作2~3分钟（图3-7-9）。

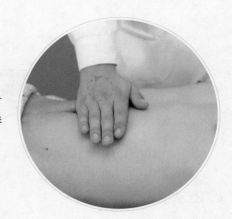

图 3-7-9　按揉上腹

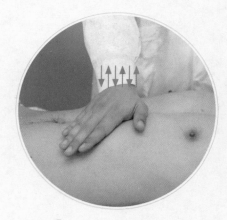

掌振中脘穴：以掌面紧贴于中脘穴，腕关节自然背伸通过前臂屈肌群和伸肌群交替的静止性用力，产生快速的振动感、松动感。共操作1分钟左右（图3-7-10）。

图 3-7-10　掌振中脘穴

（2）患者俯卧位，施术者立于其右侧。

按揉足太阳膀胱经：施术者以手掌大鱼际或掌根着力于患者背部足太阳膀胱经，施以按揉法，操作方向由腰骶部至肩部，每侧操作3~5遍（图3-7-11）。

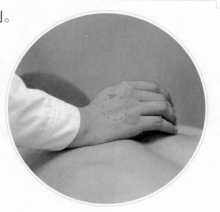

图 3-7-11　按揉足太阳膀胱经

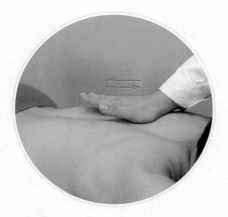

图 3-7-12　擦足太阳膀胱经

擦足太阳膀胱经：在操作部位涂抹具有润滑作用的介质，施术者以手掌面沿足太阳膀胱经循行方向往返行擦法，以局部皮肤发红深层透热为度（图 3-7-12）。

肝胃不和

处方

手法：揉法、擦法、点法、揉拨法。

部位：章门、期门、肝俞、胆俞、脾俞、胃俞、足三里、阳陵泉、太冲、胁肋部。

操作

（1）患者仰卧位，施术者立于其右侧。

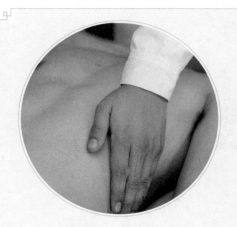

图 3-7-13 擦胁肋

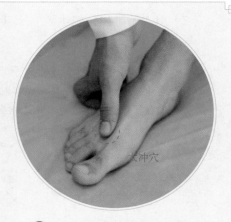

图 3-7-14 指揉太冲穴（例）

擦胁肋：在操作部位涂抹具有润滑作用的介质，施术者以双手掌面着力于患者胁肋部，沿胁肋走向快速施以往返擦法，以患者自觉胸部气机顺畅为度，共操作 1 分钟左右（图 3-7-13）。

指揉诸穴：施术者以拇指指腹着力于章门、期门、足三里、阳陵泉、太冲（图 3-7-14）诸穴，施以指揉法，以穴位局部出现明显酸胀感为度，每穴操作 30 秒~1 分钟。

（2）患者俯卧位，施术者立于其右侧。

指揉背俞穴：施术者以拇指指腹着力于肝俞（图 3-7-15）、胆俞、脾俞、胃俞诸穴，施以指揉法，待患者微有酸胀感后改为指端点按（图 3-7-16），至穴位局部有明显酸胀感，每穴操作 30 秒~1 分钟。

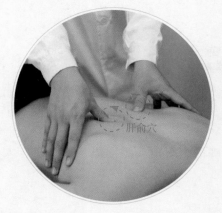

图 3-7-15 指揉肝俞穴

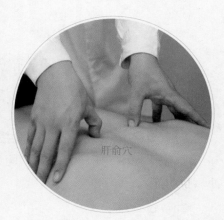

图 3-7-16 点按肝俞穴

揉拨足太阳膀胱经：施术者以掌根沿患者脊柱两侧足太阳膀胱经行揉拨法，掌根下有明显滚动感，每侧反复操作3~5遍（图3-7-17）。

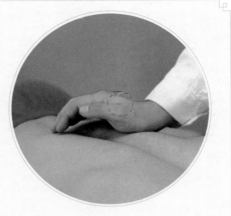

图 3-7-17　揉拨足太阳膀胱经

脾胃虚弱

◎ **处方**

手法：揉法、按揉法、捏脊法。

部位：神阙、中脘、气海、脾俞、胃俞、肾俞、关元俞、气海俞、三焦俞、足三里、足太阳膀胱经。

◎ **操作**

（1）患者仰卧位，施术者立于其右侧。

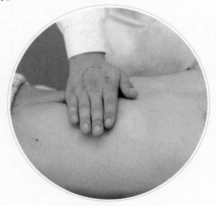

按揉上腹：施术者以手掌平置于患者上腹部，局部施以沉稳的按揉手法，共操作2~3分钟（图3-7-18）。

图 3-7-18　按揉上腹

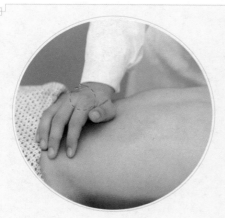

掌揉神阙：施术前以治疗巾覆盖腹部，施术者以掌根着力于患者神阙穴处，沿顺时针方向施以揉法，动作轻柔和缓，以局部有温热感为度，共操作3分钟左右（图3-7-19）。

图3-7-19　掌揉神阙

指揉诸穴：施术者以拇指指端着力于中脘（图3-7-20）、气海、足三里诸穴，施以轻柔的指揉法，以穴位局部出现轻微酸胀感为度，每穴操作1~3分钟。

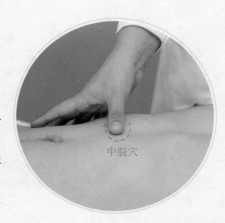

中脘穴

图3-7-20　指揉中脘穴（例）

（2）患者俯卧位，施术者立于其右侧。

指揉背俞穴：施术者以拇指指腹着力于脾俞、胃俞（图3-7-21）、肾俞、关元俞、气海俞、三焦俞诸穴，施以轻柔的指揉法，待患者微有酸胀感后改为指端点按（图3-7-22），至穴位局部有明显酸胀感为度，每穴操作30秒~1分钟。

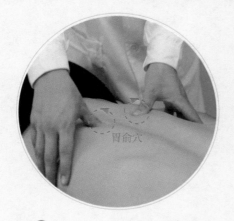

胃俞穴

图3-7-21　指揉胃俞穴（例）

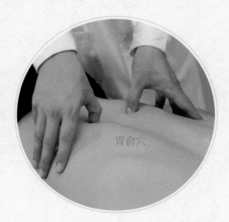

胃俞穴

图3-7-22　点按胃俞穴（例）

捏脊法：施术者于脊柱两侧足太阳膀胱经附近皮肤行捏脊法，双手交替捻动自腰骶部向肩背部操作，共操作 8~10 遍，可行捏三提一法，操作结束后脊柱两侧皮肤出现两条平行的红线（图 3-7-23）。

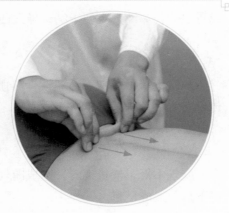

图 3-7-23　捏脊法

第八节　便秘

概述

便秘是指以大便秘结不畅，排便周期及时间延长；或欲解大便但便质干硬，排便过程艰涩不畅为主要临床表现的一种病症。患者 1 周内大便次数常少于 2~3 次，或者 2~3 天一行。便秘多表现为某种急、慢性临床疾患的一个症状。

便秘是大肠传导糟粕功能失常的一种表现，中医认为其发生尚与脾胃及肾脏功能密切相关。汉代医家张仲景提出寒、热、虚、实皆可造成便秘，针对上述病因提出寒下、温下、润下及攻补兼施等治疗原则。

病因病机

便秘多因外邪入里伤及脾胃、饮食不节、情志不畅、先天禀赋不足等引起。病机关键在于大肠传导功能失常。

（一）感受外邪

外部寒热邪气侵袭人体，且未能及时正确治疗，造成寒邪凝滞于胃肠，或胃热灼伤津液，大便干结，导致便秘。

（二）饮食不节

日常生活中长期不注意饮食习惯，过食辛辣、恣食生冷等均可导致肠道传导功能失常，糟粕不出而成便秘。

（三）情志失常

肝气不舒，气机郁滞，造成腑气流动不畅，通降失常，进而引起大便不得下行，造成便秘。

（四）素体气虚

部分人群素体气虚，大肠运动不足，严重者可成阳虚，阴寒之气内结于肠道，导致排便无力，大便困难。

辨 证 分 型

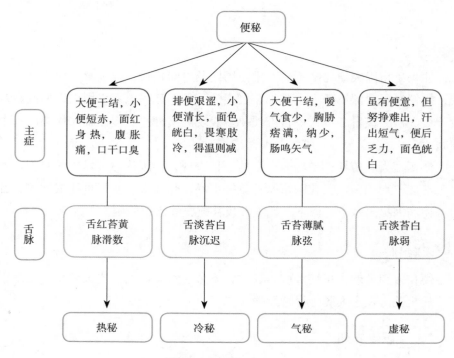

图 3-8-1　便秘辨证分型

热秘

◉ 处方

手法：揉法、点法、推法、振法、揉拨法。

部位：曲池、脾俞、胃俞、大肠俞、八髎、足三里、足阳明胃经。

◉ 操作

（1）患者仰卧位，施术者立于其右侧。

分推足阳明胃经：施术者以双手拇指指腹着力于上腹部，沿足阳明胃经循行方向自不容穴至归来穴施以推法，共操作3~5遍（图3-8-2）。

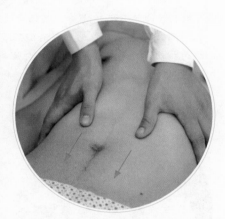

图 3-8-2　分推足阳明胃经

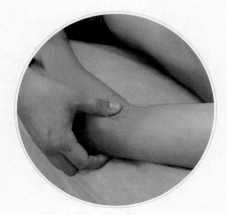

指揉诸穴：施术者以拇指指腹着力于曲池（图3-8-3）、足三里诸穴，施以指揉法，以穴位局部出现明显酸胀感为度，每穴操作30秒~1分钟。

图 3-8-3　指揉曲池穴（例）

掌振左腹部：以掌面紧贴于左侧腹部条索状物处，腕关节自然背伸通过前臂屈肌群和伸肌群交替的静止性用力，产生快速的振动感。共操作1分钟左右（图3-8-4）。

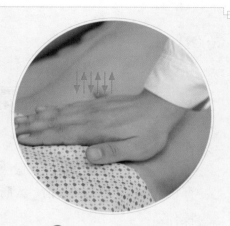

图 5-8-4　掌振左腹部

（2）患者俯卧位，施术者立于其右侧。

指揉背俞穴：施术者以拇指指腹着力于脾俞（图3-8-5）、胃俞、大肠俞诸穴，施以指揉法，待穴位局部微有酸胀感后改为指端点按（图3-8-6），以穴位局部出现强烈酸胀感为度，每穴操作30秒~1分钟。

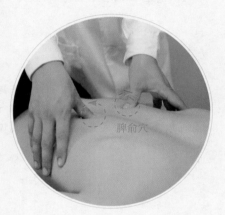

图 5-8-5　指揉脾俞穴（例）

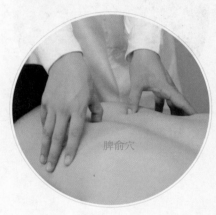

图 5-8-6　点按脾俞穴（例）

掌推足太阳膀胱经：术者以全掌或掌根沿患者脊柱两侧足太阳膀胱经自肩部至腰骶部行沉稳有力的掌推法，行至胸腰结合段加大压力，每侧反复操作3~5遍（图3-8-7）。

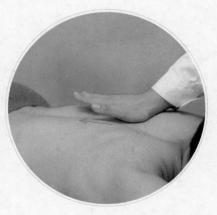

图 3-8-7　掌推足太阳膀胱经

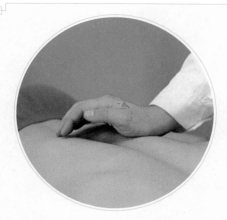

揉拨足太阳膀胱经：施术者以掌根沿患者脊柱两侧足太阳膀胱经行揉拨法，掌根下有明显滚动感，每侧反复操作3~5遍（图3-8-8）。

图 3-8-8　揉拨足太阳膀胱经

冷　秘

◉ 处方

手法：振法、擦法、揉法、搓法、推法、按揉法。

部位：气海、中脘、关元、足三里、督脉、足太阳膀胱经。

◉ 操作

（1）患者仰卧位，施术者立于其右侧。

按揉腹部：施术者以手掌平置于患者腹部，局部施以沉稳的按揉手法，手法操作方向和运动方向均为顺时针，共操作2~3分钟（图3-8-9）。

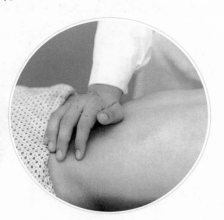

图 3-8-9　按揉腹部

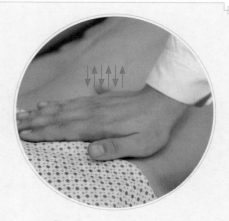

掌振左下腹：以掌面紧贴于左下腹部，腕关节自然背伸通过前臂屈肌群和伸肌群交替的静止性用力，产生快速的振动感。共操作1分钟左右（图3-8-10）。

图 3-8-10　掌振左下腹

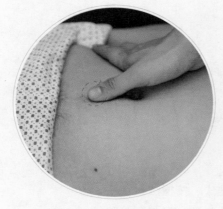

图 3-8-11　指揉气海穴

指揉诸穴：施术者以拇指指腹着力于足三里、气海（图3-8-11）、中脘、关元诸穴，施以指揉法，以穴位局部出现明显酸胀感为度，每穴操作30秒~1分钟。

（2）患者俯卧位，施术者立于其右侧。

接背部足太阳膀胱经：施术者以掌指关节接法由肩部向腰骶部施术，每侧各操作3~5遍（图3-8-12）。

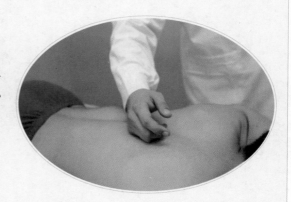

图 3-8-12　接背部足太阳膀胱经

掌推足太阳膀胱经：施术者以全掌或掌根沿患者脊柱两侧足太阳膀胱经行沉稳有力的掌推法，行至胸腰结合段加大压力，每侧反复操作3~5遍（图3-8-13）。

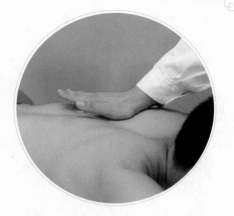

图 3-8-13　掌推足太阳膀胱经

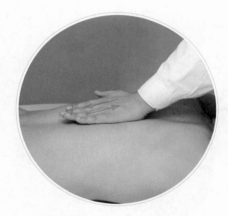

擦督脉：在操作部位涂抹具有润滑作用的介质，施术者以手掌面沿督脉循行方向行往返摩擦，以局部皮肤发红深层透热为度（图3-8-14）。

图 3-8-14　擦督脉

气　秘

处方

手法：推法、摩法、振法、揉法、点法、按揉法。

部位：膻中、章门、期门、膈俞、肝俞、胆俞、阳陵泉、胁肋部、足太阳膀胱经。

● 操作

（1）患者仰卧位，施术者立于其右侧。

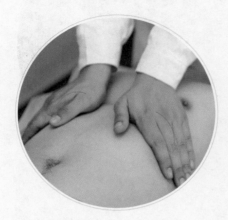

分推胁肋：施术者以双手手掌面着力于患者两侧肋弓下，自剑突下沿肋弓走行方向行分推法，力度由轻到重，共操作20遍左右（图3-8-15）。

图 3-8-15　分推胁肋

指揉诸穴：施术者以拇指指腹着力于膻中（图3-8-16）、章门、期门、阳陵泉诸穴，施以轻柔的指揉法，以穴位局部出现酸胀感为度，每穴操作30秒~1分钟。

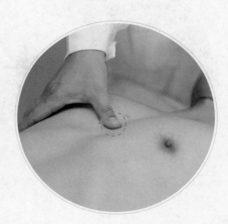

图 3-8-16　指揉膻中穴（例）

摩腹：施术者以手掌平置于患者腹部，以摩法沿逆时针方向缓慢沉稳地施术，共操作5分钟左右（图3-8-17）。

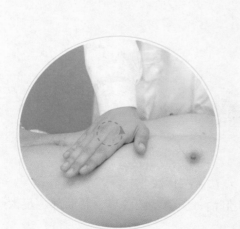

图 3-8-17　摩腹

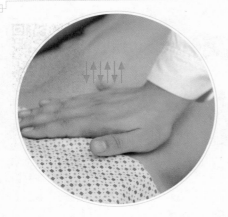

掌振左下腹：以掌面紧贴于左下腹部，腕关节自然背伸，通过前臂屈肌群和伸肌群交替的静止性用力，产生快速的振动感。共操作1分钟左右（图3-8-18）。

图 3-8-18　掌振左下腹

指揉背俞穴：施术者以拇指指腹着力于背部膈俞（图3-8-19）、肝俞、胆俞穴，施以轻柔的指揉法，待患者微有酸胀感后改为指端点按（图3-8-20），至穴位局部出现明显酸胀感为度，每穴操作30秒~1分钟。

（2）患者俯卧位，施术者立于其右侧。

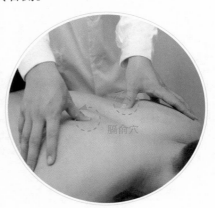

图 3-8-19　指揉膈俞穴（例）

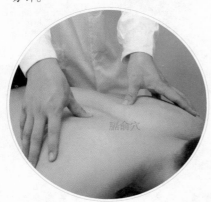

图 3-8-20　点按膈俞穴

掌推足太阳膀胱经：施术者以手掌掌面沿足太阳膀胱经循行方向自肩部向腰骶部施以推法，力度由轻到重，以腰骶部为主，共操作10遍左右（图3-8-21）。

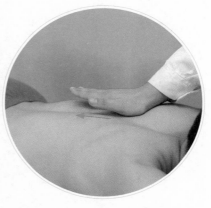

图 3-8-21　掌推足太阳膀胱经

虚 秘

◎ 处方

手法：揉法、摩法、推法、振法、捏脊法。

部位：膻中、神阙、中脘、气海、关元、足三里、阳陵泉、任脉、足太阳膀胱经。

◎ 操作

（1）患者仰卧位，施术者立于其右侧。

掌揉神阙穴：施术前在腹部覆盖治疗巾，施术者以掌根着力于患者神阙穴处，沿顺时针方向施以揉法，动作轻柔和缓，以局部有温热感为度，共操作3分钟左右（图3-8-22）。

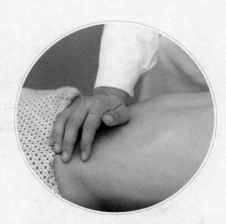

图 3-8-22　掌揉神阙穴

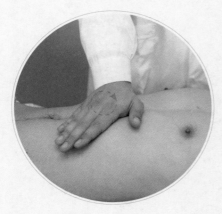

摩腹：施术者以手掌平置于患者腹部，以摩法沿顺时针方向缓慢轻柔地施术，共操作5分钟左右（图3-8-23）。

图 3-8-23　摩腹

推任脉：施术者以手掌掌面沿任脉自膻中穴向下至关元穴施以轻柔和缓的推法，共操作 5~10 遍（图 3-8-24）。

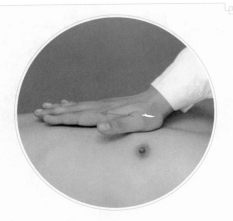

图 3-8-24 推任脉

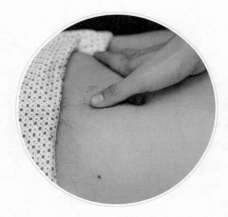

图 3-8-25 指揉气海穴（例）

指揉诸穴：施术者以拇指指腹着力于中脘、气海（图 3-8-25）、关元、足三里、阳陵泉诸穴，施以轻柔的指揉法，以穴位局部出现轻微酸胀感为度，每穴操作 30 秒~1 分钟。

掌振左下腹：以掌面紧贴于左下腹部，腕关节自然背伸，通过前臂屈肌群和伸肌群交替的静止性用力，产生快速的振动感。共操作 1 分钟左右（图 3-8-26）。

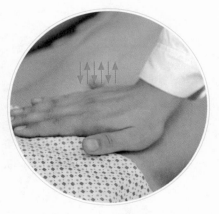

图 3-8-26 掌振左下腹

（2）患者俯卧位，施术者立于其右侧。

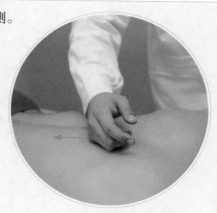

图 3-8-27　揉背部足太阳膀胱经

揉背部足太阳膀胱经：施术者以掌指关节揉法由肩部向腰骶部施术，操作时间为 3~5 分钟（图 3-8-27）。

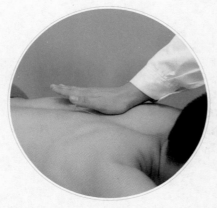

图 3-8-28　掌推足太阳膀胱经

掌推足太阳膀胱经：施术者以全掌或掌根沿患者脊柱两侧足太阳膀胱经自肩部向腰骶部方向行沉稳有力的掌推法，行至胸腰结合段加大压力，每侧反复操作 3~5 遍（图 3-8-28）。

捏脊法：施术者以双手着力于背部两侧足太阳膀胱经皮肤，双手交替捻动自腰骶部向肩背部行捏脊法，可行捏三提一法，共操作 8~10 遍，操作结束后脊柱两侧皮肤出现两条平行的红线（图 3-8-29）。

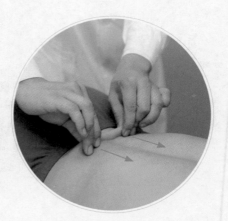

图 3-8-29　捏脊法

第九节 呃逆

概述

呃逆即打嗝，以气从胃中上逆，喉间频频作声，声音急而短促，不能自控为主要临床表现的病症。这是由横膈膜痉挛收缩引起的，是一个生理上常见的现象。健康人发生一过性呃逆，多与饮食有关，特别是饮食过快、过饱，摄入过热或冷的食物、饮料等，外界温度变化和过度吸烟亦可引起。呃逆频繁或持续24小时以上者，称为难治性呃逆。

病因病机

呃逆多由于饮食不当、情志不畅或正气不足等所致。胃失和降、上逆动膈是呃逆的主要病机。

（一）内伤饮食

日常生活中长期不注意饮食习惯，过食生冷或因病而服用寒凉之药过多，寒气凝滞，损伤胃阳等导致脾胃的运化功能失常，气机升降失和，反作上逆，发生呃逆。

（二）感受外邪

外部邪气侵袭人体，且未能及时正确治疗，进而邪气入里，气机不利，气逆动膈，上冲于喉，喉间频频作声，不能自制。

（三）情志失常

肝属木，脾属土，恼怒太过则伤肝，肝失调达，气机不畅，木克脾土，导致脾胃升降失常，气逆动膈。或因肝气郁结，不能助脾运化，聚湿生痰；此外忧愁思虑过度可直接伤及脾胃，引发脾失健运，滋生痰饮；或气郁化火、火盛伤津等都可引起逆气夹痰、上犯动膈而发生呃逆。

（四）体虚病后

部分人群素体脾胃虚弱，中焦之气不足，在其他因素影响下更容易脾阳失温，胃气虚衰，清气不升，浊气不降导致呃逆。

辨 证 分 型

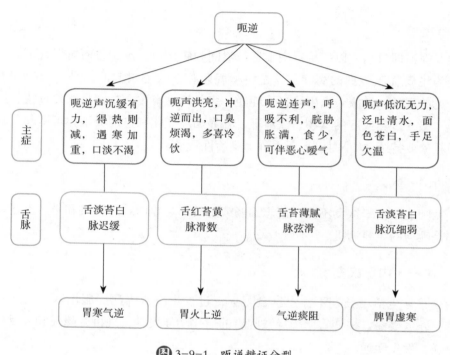

图 3-9-1　呃逆辨证分型

治 疗

胃寒气逆

处方

手法：摩法、点法、按揉法、捏脊法。

部位：膻中、中脘、天枢、气海、关元、膈俞、脾俞、胃俞、足太阳膀胱经。

❀ 操作

（1）患者仰卧位，施术者立于其右侧。

　　按揉腹部穴位：施术者以拇指指腹按揉腹部诸穴，包括膻中、中脘、气海、关元、双侧天枢（图3-9-2）等穴，待患者有明显酸胀感后，每穴操作30秒~1分钟。

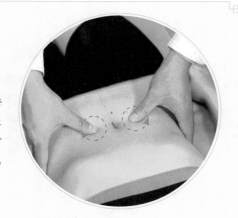

图 3-9-2　按揉天枢穴（例）

摩腹：施术者以手掌部在腹部做摩法，摩法操作及在腹部移动方向均为逆时针方向，以中脘穴为重点，共操作4~6分钟（图3-9-3）。

（2）患者俯卧位，施术者立于其右侧。

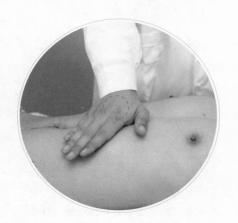

图 3-9-3　摩腹

　　按揉背部穴位：施术者以拇指指腹按揉背部诸穴，包括双侧膈俞、脾俞（图3-9-4）、胃俞等，待患者微有酸胀感后改为指端点按（图3-9-5），点按时动作由轻到重，至穴位局部有明显酸胀感为度，每个穴位维持30秒~1分钟。

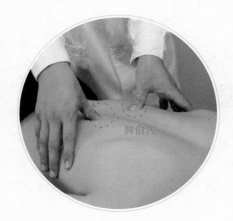

图 3-9-4　指揉脾俞穴（例）

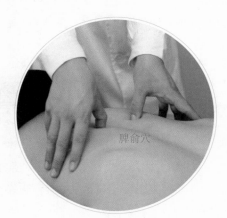

图 3-9-5　点按脾俞穴（例）

按揉足太阳膀胱经：施术者以手掌大鱼际或掌根着力于患者背部足太阳膀胱经，施以按揉法，操作方向由肩部至腰骶部，以患者局部出现明显酸胀感为度，每侧各操作3~5遍（图3-9-6）。

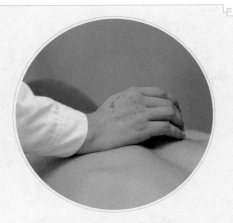

图 3-9-6　按揉足太阳膀胱经

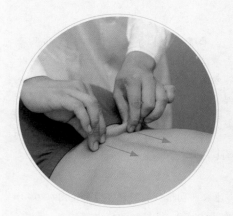

图 3-9-7　捏脊法

捏脊法：施术者以双手捏起背部两侧足太阳膀胱经皮肤，双手交替自腰骶部向肩背部行捏脊法，共操作8~10遍，可行捏三提一法，操作结束后脊柱两侧皮肤出现两条平行的红线（图3-9-7）。

胃火上逆

处方

手法：摩法、点法、按揉法、捏脊法。

部位：膻中、中脘、大横、腹结、天枢、膈俞、脾俞、胃俞、八髎、足三里。

◉ 操作

（1）患者仰卧位，施术者立于其右侧。

按揉诸穴：施术者以拇指指腹按揉腹部诸穴，包括膻中、中脘（图3-9-8）、大横、腹结、双侧天枢等，并且按揉足三里，操作时动作由轻到重，以穴位局部出现明显酸胀感为度，每个穴位维持30秒～1分钟。

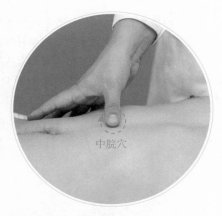

图 3-9-8 按揉中脘穴（例）

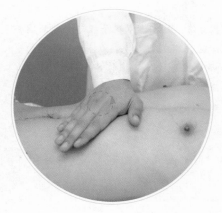

图 3-9-9 摩腹

摩腹部：施术者以手掌部在腹部做摩法，摩法操作及在腹部移动方向均为逆时针，以中脘穴为重点，共操作4~6分钟（图3-9-9）。

（2）患者俯卧位，施术者立于其右侧。

点按背部穴位：施术者以拇指指端点按背部诸穴，包括双侧膈俞、脾俞、胃俞（图3-9-10）、八髎等，重点在膈俞、胃俞，操作时动作由轻到重，至穴位局部出现明显酸胀感为度，每个穴位维持30秒～1分钟。

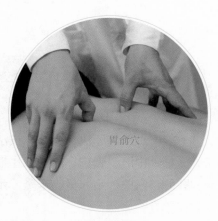

图 3-9-10 点按胃俞穴（例）

按揉足太阳膀胱经：术者以全掌或掌根沿患者脊柱两侧足太阳膀胱经行沉稳有力的按揉法，行至胸腰结合段加大按揉力度，每侧反复操作3~5遍（图3-9-11）。

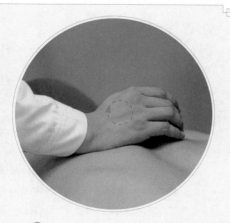

图 3-9-11　按揉足太阳膀胱经

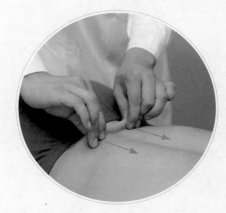

捏脊法：施术者以双手捏起背部两侧足太阳膀胱经皮肤，双手交替自腰骶部向肩背部行捏脊法，共操作8~10遍，可行捏三提一法，操作结束后脊柱两侧皮肤出现两条平行的红线（图3-9-12）。

图 3-9-12　捏脊法

气逆痰阻

处方

　　手法：点法、摩法、擦法、按法、按揉法、揉拨法。

　　部位：中府、云门、膻中、中脘、期门、章门、肺俞、膈俞、脾俞、胃俞、肝俞、内关、足三里、丰隆、足太阳膀胱经。

操作

（1）患者仰卧位，施术者立于其右侧。

擦上胸部及两肋：先在操作部位涂抹具有润滑作用的油性介质，施术者以手掌横擦胸上部（图3-9-13），以局部皮肤发红深层透热为度；斜擦两肋（图3-9-14），以微有热感为度。

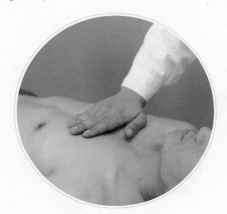

图3-9-13 横擦上胸部

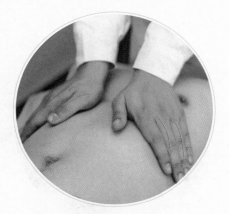

图3-9-14 斜擦两肋

点按诸穴：施术者以拇指指端点按膻中、中脘、中府、云门（图3-9-15）、期门、章门、内关、足三里、丰隆，点按时动作由轻到重，以穴位局部出现明显酸胀感为度，每个穴位维持30秒~1分钟。

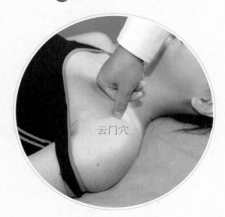

云门穴

图3-9-15 点按云门穴（例）

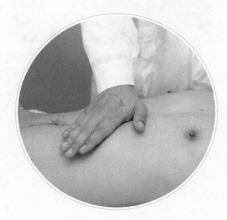

图3-9-16 摩腹

摩腹部：施术者以手掌在腹部做逆时针方向摩法，以中脘穴为重点，共操作4~6分钟（图3-9-16）。

（2）患者俯卧位，施术者立于其右侧。

按揉背部穴位：施术者以拇指指腹按揉背部诸穴，包括双侧肺俞、膈俞（图3-9-17）、脾俞、胃俞、肝俞等，操作时动作由轻到重，待患者微有酸胀感后改为指端点按（图3-9-18），至穴位局部有明显酸胀感为度，每个穴位维持20~30秒。

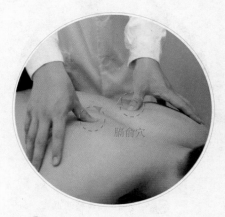

图3-9-17　按揉膈俞穴（例）

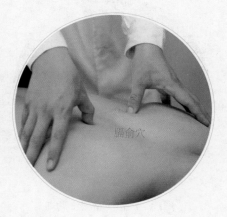

图3-9-18　点按膈俞穴（例）

揉拨足太阳膀胱经：施术者以掌根沿患者脊柱两侧足太阳膀胱经行揉拨法，掌根下有明显滚动感，反复操作3~5遍（图3-9-19）。

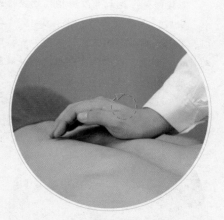

图3-9-19　揉拨足太阳膀胱经

脾胃虚寒

◎ 处方

手法：摩法、揉法、擦法、按揉法、捏脊法。

部位：膻中、中脘、天枢、内关、膈俞、脾俞、胃俞、八髎、足三里、足太阳膀胱经、督脉。

◎ 操作

（1）患者仰卧位，施术者立于其右侧。

指揉穴位：施术者以拇指指腹按揉腹部诸穴，包括膻中、中脘、双侧天枢等，并且按揉足三里、内关（图 3-9-20），操作时动作由轻到重，每个穴位维持 30 秒～1 分钟。

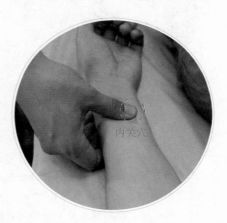

图 3-9-20　指揉内关穴（例）

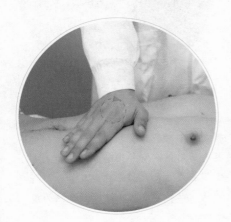

图 3-9-21　摩腹

摩腹部：施术者将擦热的手掌置于患者腹部，摩法操作及在腹部移动方向均为顺时针方向，以中脘穴为重点，共操作 4～6 分钟（图 3-9-21）。

（2）患者俯卧位，施术者立于其右侧。

按揉背部穴位：施术者以拇指指腹按揉双侧膈俞、脾俞、胃俞（图3-9-22）、八髎等，重点在膈俞、胃俞，待患者微有酸胀感后改为指端点按（图3-9-23），点按时动作由轻到重，至穴位局部有明显酸胀感为度，每个穴位维持30秒~1分钟。

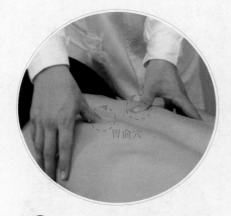

图 3-9-22　按揉胃俞穴（例）

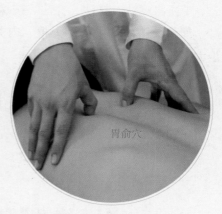

图 3-9-23　点按胃俞穴（例）

捏脊法：施术者以双手捏起背部两侧足太阳膀胱经皮肤，双手交替自腰骶部向肩背部行捏脊法，共操作8~10遍，可行捏三提一法，操作结束后脊柱两侧皮肤出现两条平行的红线（图3-9-24）。

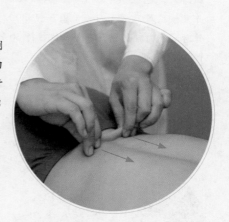

图 3-9-24　捏脊法

擦足太阳膀胱经及督脉：在操作部位涂抹具有药用或润滑作用的介质，施术者以右手掌着力于足太阳膀胱经及督脉，行往返擦法，以局部皮肤发红深层透热为度（图3-9-25）。

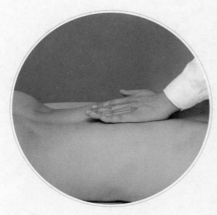

图 3-9-25　擦督脉（例）

第十节　腹泻

概述

　　腹泻是指在一天之内有软便或水便且排便多次，症状常可持续数天而且因为体液流失的关系而产生脱水现象，也可称为泄泻。腹泻为常见消化道疾病，不分季节、老幼都可能患此病，但尤以夏秋季为高发。属西医学的消化不良、慢性肠炎、胃肠功能紊乱等疾病的范畴。

病因病机

　　腹泻多因饮食不节引起，而外邪入里伤及脾胃、情志不畅、素体脾胃虚弱等也是本病的重要病因。病机关键在于湿邪困脾，脾胃失和，肠道功能受损。

（一）内伤饮食

　　日常生活中不注意饮食习惯，暴饮暴食、饮酒内生湿热、嗜食辛辣肥甘等均可致宿食停滞，阻碍肠胃，使脾失运化；亦或饮食不洁、过食生冷之物均可导致腹泻。

（二）感受外邪

　　外部邪气侵袭人体多致急性腹泻，常因寒、湿、暑、热邪损伤脾胃而致运化失司，水液内停。因脾喜燥而恶湿，湿邪最易引起腹泻，湿邪犯脾，从而出现腹满、腹泻等症。

（三）情志失常

　　肝属木，脾属土，木克脾土，恼怒太过则伤肝，肝气不疏可横逆犯胃，导致脾胃升降失常，此外忧愁思虑过度可直接伤及脾胃，引发腹泻。

（四）脾胃虚寒

　　慢性腹泻的患者多脾胃虚寒，脾气主升，主运化功能有赖阳气之温运，脾胃虚寒脾气不升反下陷，便成泄泻。

辨证分型

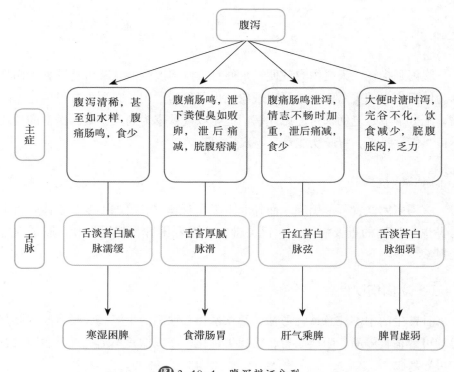

图 3-10-1　腹泻辨证分型

治疗

寒湿困脾

⊙ 处方

手法：点法、擦法、按揉法、捏脊法。

部位：中脘、天枢、气海、关元、内关、脾俞、胃俞、大肠俞、次髎、足三里、足太阳膀胱经、腰骶部。

◎ 操作

（1）患者仰卧位，施术者立于其右侧。

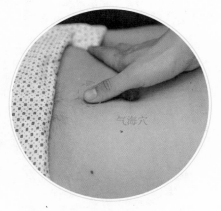

图 3-10-2　按揉气海穴（例）

按揉穴位：施术者以拇指指腹按揉腹部诸穴，包括中脘、气海（图 3-10-2）、关元、双侧天枢等，每个穴位1分钟左右。以指端点按腿部足三里及手部内关（图 3-10-3），操作时动作由轻到重，以穴位局部出现明显酸胀感为度，每个穴位维持 20~30 秒。

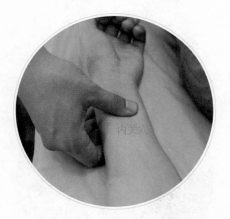

图 3-10-3　点按内关穴（例）

按揉腹部：施术者以手掌平置于患者腹部，局部施以沉稳的按揉手法，共操作 3~5 分钟（图 3-10-4）。

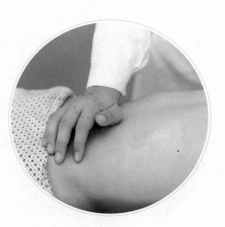

图 3-10-4　按揉腹部

（2）患者俯卧位，施术者立于其右侧。

按揉背部穴位：施术者以拇指指腹按揉背部诸穴，包括脾俞（图3-10-5）、胃俞、大肠俞、次髎等，待患者微有酸胀感后改为指端点按（图3-10-6），操作时动作由轻到重，至穴位局部有明显酸胀感为度，每个穴位维持30秒~1分钟。

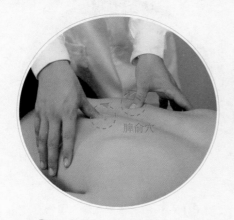

图 3-10-5　按揉脾俞穴（例）

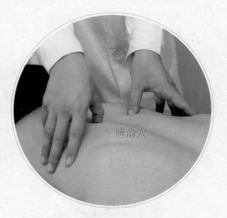

图 3-10-6　点按脾俞穴（例）

捏脊法：施术者以双手捏起背部两侧足太阳膀胱经皮肤，双手交替自腰骶部向肩背部行捏脊法，共操作8~10遍，可行捏三提一法，操作结束后脊柱两侧皮肤出现两条平行的红线（图3-10-7）。

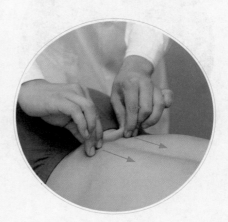

图 3-10-7　捏脊法

横擦腰骶部：在操作部位涂抹具有药用或润滑作用的介质，施术者以手掌掌面着力于腰骶部八髎、大肠俞，行快速往返摩擦，以局部皮肤发红深层透热为度（图3-10-8）。

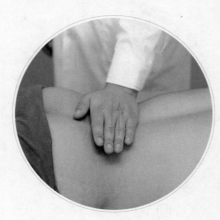

图 3-10-8　横擦腰骶部

食滞肠胃

◎ **处方**

手法：摩法、点法、按揉法、捏脊法。

部位：中脘、气海、关元、天枢、脾俞、胃俞、八髎、大肠俞、足三里、足太阳膀胱经。

◎ **操作**

（1）患者仰卧位，施术者立于其右侧。

按揉穴位：施术者以拇指指腹按揉腹部诸穴，包括中脘（图3-10-9）、气海、关元、双侧天枢等，并且以指端重按腿部足三里（图3-10-10），操作时动作由轻到重，以穴位局部出现明显酸胀感为度，每个穴位维持20~30秒。

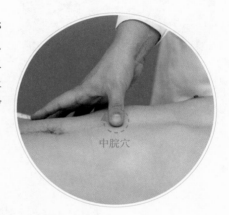

图3-10-9　按揉中脘穴（例）

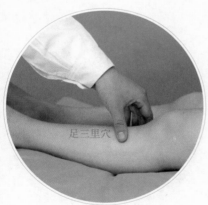

图3-10-10　点按足三里穴（例）

摩腹部：施术者将擦热的手掌置于患者腹部，摩法操作及在腹部移动方向均为逆时针方向，以中脘穴为重点，共操作10~15分钟（图3-10-11）。

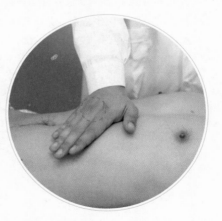

图3-10-11　摩腹

（2）患者俯卧位，施术者立于其右侧。

按揉背部穴位：施术者以拇指指腹按揉背部诸穴，包括脾俞、胃俞（图3-10-12）、八髎、大肠俞等，重点在大肠俞、胃俞，待患者微有酸胀感后改为指端点按（图3-10-13），操作时动作由轻到重，至穴位局部有明显酸胀感为度。每个穴位维持30秒~1分钟。

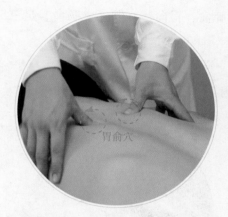

图 3-10-12　按揉胃俞穴（例）

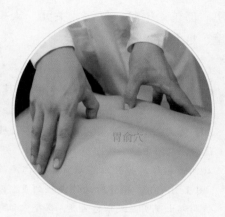

图 3-10-13　点按胃俞穴（例）

捏脊法：施术者以双手捏起背部两侧足太阳膀胱经皮肤，双手交替自腰骶部向肩背部行捏脊法，共操作8~10遍，可行捏三提一法，操作结束后脊柱两侧皮肤出现两条平行的红线（图3-10-14）。

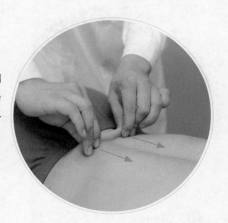

图 3-10-14　捏脊法

肝气乘脾

◎ **处方**

手法：点法、擦法、推法、按揉法、揉拨法。

部位：中脘、气海、关元、天枢、膻中、期门、章门、肝俞、膈俞、脾俞、胃俞、八髎、大肠俞、胁肋部、足太阳膀胱经。

◎ **操作**

（1）患者仰卧位，施术者立于其右侧。

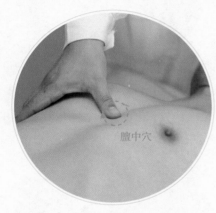

图 3-10-15 按揉膻中穴（例）

按揉诸穴：施术者以拇指指腹按揉诸穴，包括中脘、气海、关元、天枢、膻中（图 3-10-15）、期门、章门等，待患者微有酸胀感后改为指端点按（图 3-10-16），操作时动作由轻到重，以穴位局部出现明显酸胀感为度，每个穴位维持 20~30 秒。

擦两肋：在操作部位涂抹具有药用且有润滑作用的介质，施术者以手掌斜擦两肋，以患者自觉气机舒畅为度，共操作 1 分钟左右（图 3-10-17）。

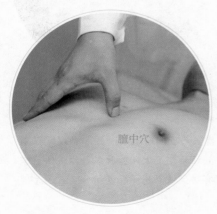

图 3-10-16 点按膻中穴（例）

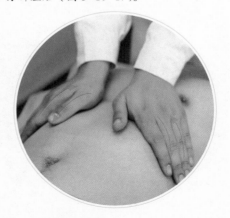

图 3-10-17 斜擦两肋

（2）患者俯卧位，施术者立于其右侧。

按揉背部穴位：施术者以拇指指腹按揉背部诸穴，包括肝俞（图3-10-18）、膈俞、脾俞、胃俞、八髎、大肠俞等，待患者微有酸胀感后改为指端点按（图3-10-19），操作时动作由轻到重，至穴位局部有明显酸胀感为度，每个穴位维持20~30秒。

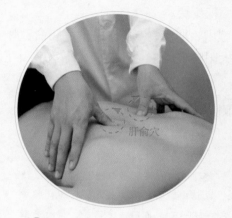

图 3-10-18　按揉肝俞穴（例）

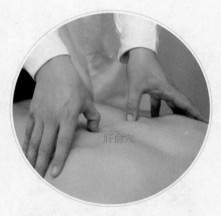

图 3-10-19　点按肝俞穴（例）

掌推足太阳膀胱经：术者以全掌或掌根沿患者脊柱两侧足太阳膀胱经行沉稳有力的掌推法，行至胸腰结合段加大压力，每侧反复操作3~5遍（图3-10-20）。

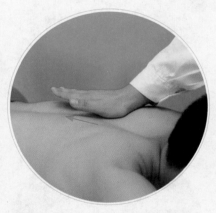

图 3-10-20　掌推足太阳膀胱经

揉拨足太阳膀胱经：施术者以掌根沿患者脊柱两侧足太阳膀胱经行揉拨法，掌根下有明显滚动感。反复操作3~5遍（图3-10-21）。

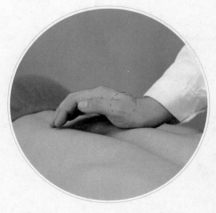

图 3-10-21　揉拨足太阳膀胱经

脾胃虚弱

◎ 处方

手法：摩法、擦法、按揉法、捏脊法。

部位：中脘、气海、关元、天枢、脾俞、胃俞、肾俞、八髎、大肠俞、足三里。

◎ 操作

（1）患者仰卧位，施术者立于其右侧。

指揉穴位：施术者以拇指指腹按揉腹部诸穴，包括中脘（图3-10-22）、气海、关元、双侧天枢等，以指端重按腿部足三里（图3-10-23），操作时动作由轻到重，以穴位局部出现轻微酸胀感为度，每个穴位维持20~30秒。

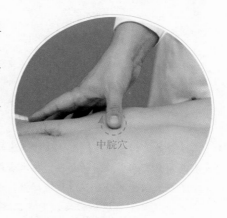

图 3-10-22　按揉中脘穴（例）

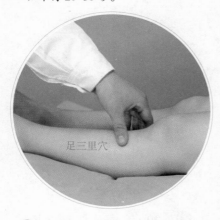

图 3-10-23　点按足三里穴（例）

摩腹部：施术者将擦热的手掌置于患者腹部，摩法操作及在腹部移动方向均为顺时针方向，以中脘穴为重点（图3-10-24），共操作10~15分钟。

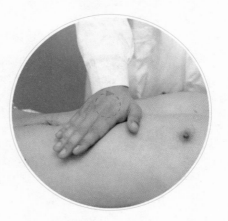

图 3-10-24　摩腹

（2）患者俯卧位，施术者立于其右侧。

按揉背部穴位：施术者以拇指指腹按揉背部诸穴，包括脾俞、胃俞（图3-10-25）、八髎、大肠俞等，重点在大肠俞、胃俞，待患者微有酸胀感后改为指端点按（图3-10-26），操作时动作由轻到重，至穴位局部有明显酸胀感为度，每个穴位维持30秒~1分钟。

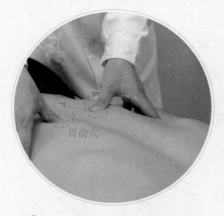

图 3-10-25　按揉胃俞穴（例）

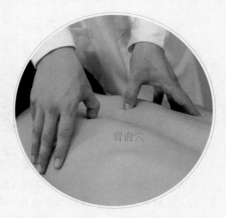

图 3-10-26　点按胃俞穴（例）

擦足太阳膀胱经：在操作部位涂抹具有药用且有润滑作用的介质，施术者以手掌沿足太阳膀胱经行往返快速摩擦，以局部皮肤发红深层透热为度，重点在脾俞、胃俞、肾俞、大肠俞（图3-10-27）。

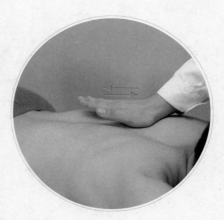

图 3-10-27　擦足太阳膀胱经

捏脊法：施术者以双手捏起背部两侧足太阳膀胱经皮肤，双手交替自腰骶部向肩背部行捏脊法，共操作8~10遍，可行捏三提一法，操作结束后脊柱两侧皮肤出现两条平行的红线（图3-10-28）。

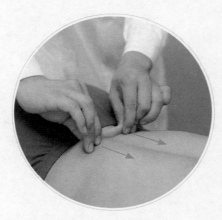

图 3-10-28　捏脊法

第十一节　胃脘痛

概述

胃脘痛又可称为胃痛，是一种以上腹胃脘部近心窝处疼痛为主症的疾病。本病如《素问·六元正纪大论》中说："木郁之发，民病胃脘当心而痛。"《灵枢·邪气脏腑病形》篇指出："胃脘者，腹䐜胀，胃脘当心而痛。"本病常伴有（或不伴）痛时牵连胁背，或兼见胸脘痞闷，恶心呕吐，纳差，嘈杂，嗳气或吐酸，或吐清水，大便溏薄或秘结，甚至吐血、便血等症。诊断时需排除"真心痛""胁痛""腹痛"等病证。

病因病机

胃痛的发病原因，初则多由外邪犯胃、饮食伤胃、情志不畅和脾胃素虚等，病机较为单纯，常见寒邪客胃、肝气犯胃、脾胃湿热等证候，表现为实证；久则易变为虚证，如寒邪日久损伤脾阳，热邪日久耗伤胃阴，多为脾胃虚寒、胃阴不足等证候。因实致虚或因虚致实，皆可形成虚实并见，如胃热兼阴虚，脾阳虚兼内寒，以及兼夹痰、湿、食等。胃脘痛病位在胃，但与肝脾关系密切，也与胆肾相关。基本病机为胃气郁滞，胃失所养，升降失调，不通则痛。

（辨）（证）（分）（型）

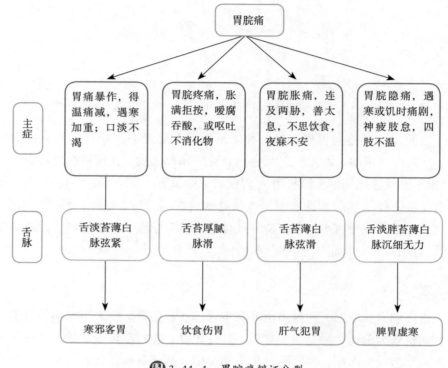

胃脘痛

主症	胃痛暴作，得温痛减，遇寒加重；口淡不渴	胃脘疼痛，胀满拒按，嗳腐吞酸，或呕吐不消化物	胃脘胀痛，连及两胁，善太息，不思饮食，夜寐不安	胃脘隐痛，遇寒或饥时痛剧，神疲肢怠，四肢不温
舌脉	舌淡苔薄白脉弦紧	舌苔厚腻脉滑	舌苔薄白脉弦滑	舌淡胖苔薄白脉沉细无力
	寒邪客胃	饮食伤胃	肝气犯胃	脾胃虚寒

图 3-11-1　胃脘痛辨证分型

（治）（疗）

寒邪客胃

处方

手法：擦法、推法、按揉法、捏脊法。

部位：中脘、气海、关元、天枢、脾俞、胃俞、大肠俞、八髎、足三里。

◎ 操作

（1）患者仰卧位，施术者立于其右侧。

指揉穴位：施术者以拇指指腹按揉腹部诸穴，包括中脘（图3-11-2）、气海、关元、天枢、足三里等，重点按揉腿部足三里（图3-11-3），操作时动作由轻到重，以穴位局部出现明显酸胀感为度，每个穴位维持20~30秒。

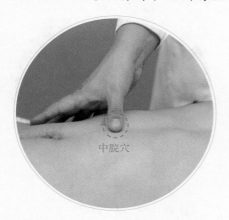

图3-11-2　按揉中脘穴（例）

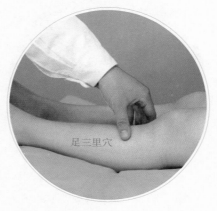

图3-11-3　点按足三里穴（例）

掌推任脉：施术者手掌按压于天突穴，沿任脉推至神阙穴，行3~5遍（图3-11-4）。

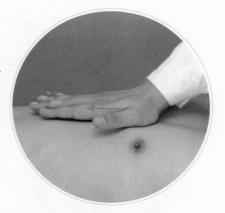

图3-11-4　掌推任脉

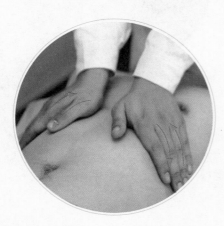

图3-11-5　擦两肋

擦两肋：在操作部位涂抹具有药用且有润滑作用的介质，施术者以手掌斜擦两肋，以患者自觉气机舒畅为度，共操作1分钟左右（图3-11-5）。

（2）患者俯卧位，施术者立于其右侧。

指揉背部穴位：施术者以拇指指腹按揉背部诸穴，包括脾俞（图3-11-6）、胃俞、大肠俞、八髎等，待患者微有酸胀感后改为指端点按（图3-11-7），操作时动作由轻到重，至穴位局部有明显酸胀感为度，每个穴位维持20~30秒。

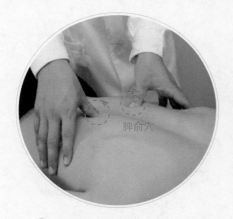

图3-11-6　按揉脾俞穴（例）

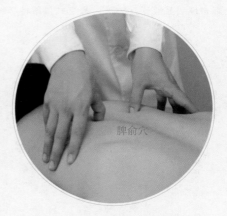

图3-11-7　点按脾俞穴（例）

捏脊法：施术者以双手捏起背部两侧足太阳膀胱经皮肤，双手交替自腰骶部向肩背部行捏脊法，共操作8~10遍，可行捏三提一法，操作结束后脊柱两侧皮肤出现两条平行的红线（图3-11-8）。

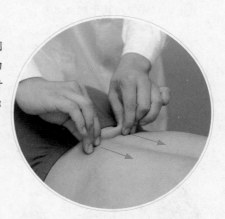

图3-11-8　捏脊法

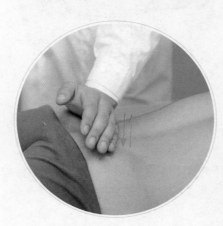

图3-11-9　横擦八髎

横擦八髎：在操作部位涂抹具有药用且有润滑作用的介质，施术者以小鱼际横擦八髎穴，以局部皮肤发红深层透热为度（图3-11-9）。

饮食伤胃

◎ 处方

手法：摩法、点法、推法、按揉法、捏脊法。

部位：中脘、气海、关元、天枢、脾俞、胃俞、八髎、大肠俞、足三里。

◎ 操作

（1）患者仰卧位，施术者立于其右侧。

指揉穴位：施术者以拇指指腹按揉腹部诸穴，包括中脘、气海（图 3-11-10）、关元、双侧天枢穴，以指端重按腿部足三里（图 3-11-11），操作时动作由轻到重，以穴位局部出现明显酸胀感为度，每个穴位维持 20~30 秒。

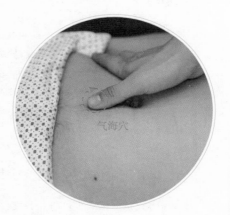

图 3-11-10　指揉气海穴（例）

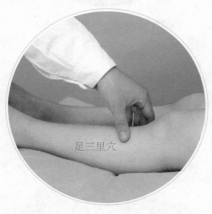

图 3-11-11　点按足三里穴（例）

摩腹部：施术者将擦热的手掌置于患者腹部，摩法操作及在腹部移动方向均为逆时针方向，以中脘穴为重点，时间 5~10 分钟（图 3-11-12）。

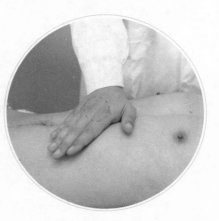

图 3-11-12　摩腹

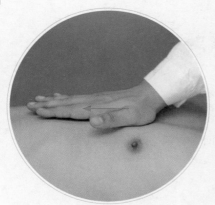

掌推任脉：施术者手掌按压于天突穴，沿任脉推至神阙穴，行3~5遍（图3-11-13）。

图 3-11-13　掌推任脉

递揉腹部：术者双手拱手成碗状，掌面重叠，扣放于腹部，腕关节旋转回绕，使"碗檐"沿逆时针方向接触腹部，并以中脘穴为圆心在腹部逆时针方向旋转揉动。频率每分钟 20~30 次。操作 5 分钟左右（图 3-11-14）。

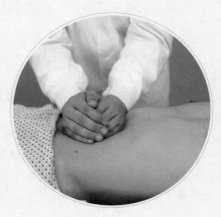

图 3-11-14　逆揉腹部

（2）患者俯卧位，施术者立于其右侧。

按揉背部穴位：施术者以拇指指腹按揉背部诸穴，包括脾俞、胃俞（图 3-11-15）、八髎、大肠俞等，重点在脾俞、胃俞，待患者微有酸胀感后改为指端点按（图 3-11-16），操作时动作由轻到重，至穴位局部有明显酸胀感为度，每个穴位维持 30 秒~1 分钟。

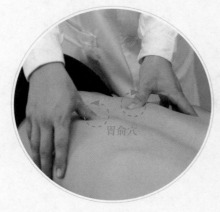

图 3-11-15　按揉胃俞穴（例）

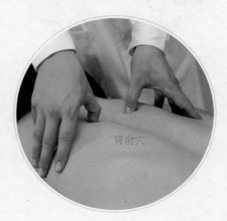

图 3-11-16　点按胃俞穴（例）

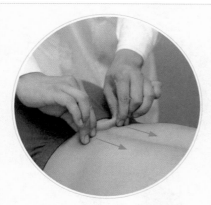

捏脊法：施术者以双手捏起背部两侧足太阳膀胱经皮肤，双手交替自腰骶部向肩背部行捏脊法，共操作 8~10 遍，可行捏三提一法，操作结束后脊柱两侧皮肤出现两条平行的红线（图 3-11-17）。

图 3-11-17　捏脊法

肝气犯胃

处方

手法：摩法、擦法、点法、按揉法。

部位：膻中、中脘、气海、关元、天枢、期门、章门、内关、肝俞、胆俞、脾俞、胃俞、八髎、胁肋部。

操作

（1）患者仰卧位，施术者立于其右侧。

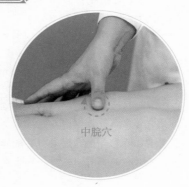

图 3-11-18　指揉中脘穴（例）

指揉穴位：施术者以拇指指腹按揉腹部诸穴，包括中脘（图 3-11-18）、气海、关元、天枢、膻中、期门、章门等，以指端点按前臂内关穴（图 3-11-19），操作时动作由轻到重，以穴位局部出现明显酸胀感为度，每个穴位维持 20~30 秒。

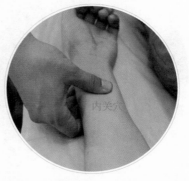

图 3-11-19　点按内关穴（例）

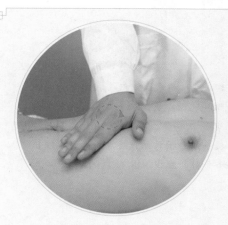

摩腹部：施术者将擦热的手掌置于患者腹部，摩法操作及在腹部移动方向均为逆时针方向，以中脘穴为重点，共操作5~10分钟（图3-11-20）。

图 3-11-20　摩腹

擦两肋：在操作部位涂抹具有药用且有润滑作用的介质，施术者以手掌斜擦两肋，以患者自觉气机舒畅为度，共操作1分钟左右（图3-11-21）。

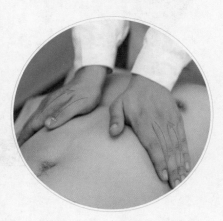

图 3-11-21　擦两肋

（2）患者俯卧位，施术者立于其右侧。

按揉背部穴位：施术者以拇指指腹按揉背部诸穴，包括肝俞（图3-11-22）、胆俞、脾俞、胃俞、八髎等，待患者微有酸胀感后改为指端点按（图3-11-23），操作时动作由轻到重，至穴位局部有明显酸胀感为度，每个穴位维持30秒~1分钟。

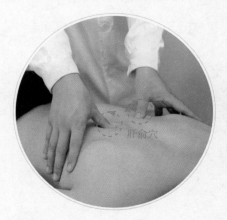

图 3-11-22　按揉肝俞穴（例）

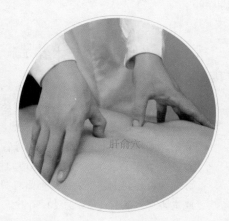

图 3-11-23　点按肝俞穴（例）

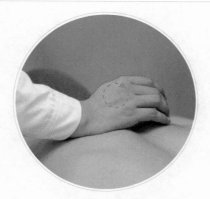

按揉足太阳膀胱经：施术者以手掌大鱼际或掌根着力于患者背部足太阳膀胱经，施以按揉法，操作方向由肩部至腰骶，以患者局部出现明显酸胀感为度，每侧反复操作3~5遍（图3-11-24）。

图3-11-24　按揉足太阳膀胱经

脾胃虚寒

◎ 处方

手法：摩法、揉法、擦法、按揉法、捏脊法。

部位：中脘、气海、关元、天枢、脾俞、胃俞、肾俞、八髎、足三里、足太阳膀胱经。

◎ 操作

（1）患者仰卧位，施术者立于其右侧。

指揉穴位：施术者以拇指指腹按揉腹部诸穴，包括中脘、气海（图3-11-25）、关元、双侧天枢穴，以指端重按腿部足三里（图3-11-26），操作时动作由轻到重，以穴位局部出现明显酸胀感为度，每个穴位维持30秒~1分钟。

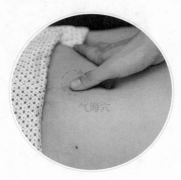

图3-11-25　指揉气海穴（例）

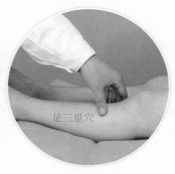

图3-11-26　点按足三里穴（例）

摩腹部：施术者将擦热的手掌置于患者腹部，摩法操作及在腹部移动方向均为顺时针方向，以中脘穴为重点，时间10~15分钟（图3-11-27）。

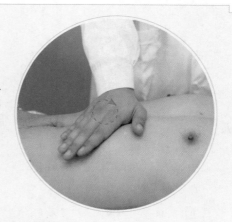

图 3-11-27　摩腹

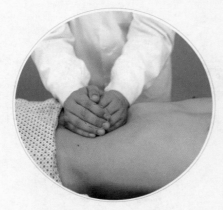

图 3-11-28　逆揉腹部

逆揉腹部：术者双手拱手成碗状，掌面重叠，扣放于腹部，腕关节旋转回绕，使"碗檐"沿逆时针方向接触腹部，并以中脘穴为圆心在腹部逆时针方向旋转揉动。频率每分钟20~30次。操作5分钟左右（图3-11-28）。

（2）患者俯卧位，施术者立于其右侧。

按揉足太阳膀胱经：施术者以手掌大鱼际或掌根着力于患者背部足太阳膀胱经，施以按揉法，操作方向由肩部至腰骶部，以患者局部出现明显酸胀感为度，操作时间为3~5分钟左右（图3-11-29）。

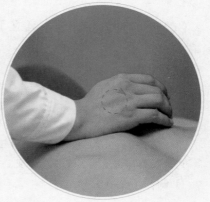

图 3-11-29　按揉足太阳膀胱经

按揉背部穴位：施术者以拇指指腹按揉背部诸穴，包括脾俞、胃俞（图3-11-30）、八髎、肾俞等，待患者微有酸胀感后改为指端点按（图3-11-31），操作时动作由轻到重，至穴位局部有明显酸胀感为度，每个穴位维持30秒~1分钟。

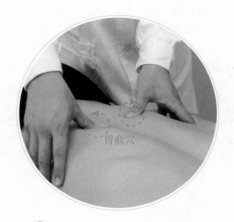

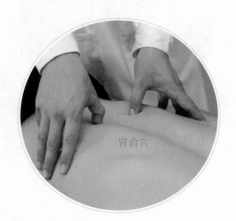

图3-11-30　按揉胃俞穴（例）

图3-11-31　点按胃俞穴（例）

擦腰背部：在操作部位涂抹具有药用且有润滑作用的介质，施术者以手掌掌面擦背部足太阳膀胱经（图3-11-32），再横擦腰骶部（图3-11-33），以局部皮肤发红深层透热为度，重点在脾俞、胃俞、肾俞、大肠俞。

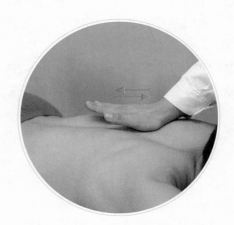

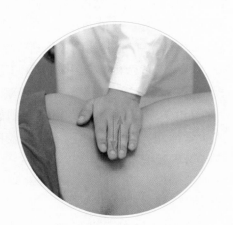

图3-11-32　擦足太阳膀胱经

图3-11-33　横擦腰骶部

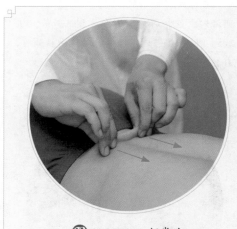

捏脊法：施术者以双手捏起背部两侧足太阳膀胱经皮肤，双手交替自腰骶部向肩背部行捏脊法，共操作8~10遍，可行捏三提一法，操作结束后脊柱两侧皮肤出现两条平行的红线（图3-11-34）。

图 3-11-34　捏脊法

第十二节　肥胖

概述

肥胖是指因进食热量超过消耗量，造成体内脂肪积累过多，超过了正常生理需要量，达到一定值时称为肥胖。通常认为体内蓄积的脂肪量超过标准体重20%以上时，则可诊断为肥胖。随着生活水平的提高，肥胖患者呈不断增多的趋势。目前西医学所用药物及手术的治疗方法有一定副作用及禁忌，故中医治疗肥胖的优势受到广泛关注。

早在《黄帝内经》中就有关于肥胖的记载，《素问·通评虚实论》中提出："气满发逆，甘肥贵人则膏粱之疾也。"金元四大家之一的李东垣在《脾胃论》中提出："脾胃俱旺，则能食而肥，脾胃俱虚，则不能食而瘦，或少食而肥，虽肥而四肢不举，盖脾实而邪气盛也。"认为脾胃气盛及虚衰皆可导致肥胖。

病因病机

肥胖多因饮食不节引起，劳逸损伤、实邪困脾、素体脾胃虚弱等也是本病的重要病因。病机在于气虚、痰湿、瘀血伤及脾胃，气血津液运化失常，痰湿膏脂积聚发为肥胖。

（一）内伤饮食

《素问》中记载："饮食自倍，肠胃乃伤。"日常生活中长期暴饮暴食可导致脾胃的运化功能失常，饮食不能运化为水谷精微，停滞不化聚湿生痰，发为肥胖。

（二）劳逸损伤

过度安逸，不思劳作，则水谷精微不得耗用，长期积聚则困厄脾胃，神疲气乏，气机迟缓，进而导致肥胖。

（三）实邪困脾

外部痰湿邪气入里内蕴于脾胃，或体内痰湿之邪困脾，亦可导致水谷精微不得运化，积聚化为膏脂引起肥胖。

（四）脾胃虚弱

部分人群先天禀赋不足，或后天失养伤及脾胃，导致脾胃虚弱，水湿不化，聚而生痰，泛溢肌肤发为肥胖。

辨证分型

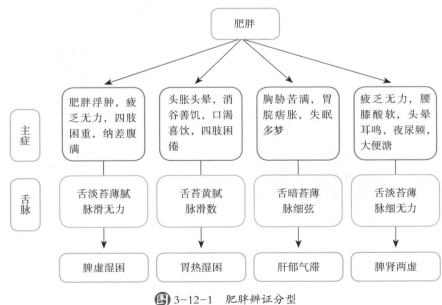

图 3-12-1　肥胖辨证分型

治疗

脾虚湿困

处方

手法：揉法、摇法、拿法、推法、按揉法。

部位：中脘、梁门、滑肉门、天枢、大横、腹结、气海、关元、足三里、阴陵泉。

操作

（1）患者仰卧位，施术者立于其右侧。

按揉腹部：施术者以手掌平置于患者腹部，局部施以沉稳的按揉手法，共操作3~5分钟（图3-12-2）。

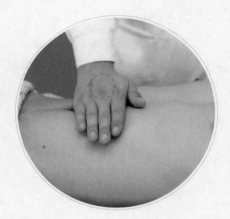

图3-12-2　按揉腹部

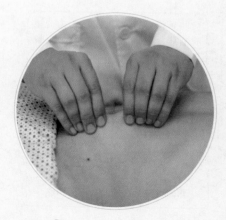

提拿腹直肌：施术者双手拇指与其余四指相对用力，将腹部的腹直肌提起，由上腹部向下腹部行提拿手法，共操作1分钟左右（图3-12-3）。

图3-12-3　提拿腹直肌

单手运腹：术者右手手掌及掌根着力，将腹部从一侧腋中线附近推向腹部正中线（图3-12-4），继以四指的掌面着力，将腹部从对侧腋中线附近向回带（图3-12-5），反复操作10次左右。

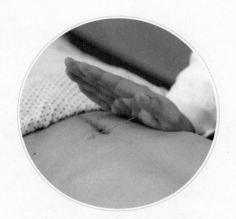

图 3-12-4　运腹掌推法

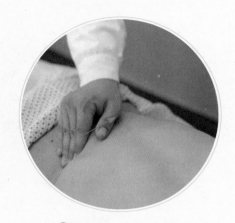

图 3-12-5　运腹指推法

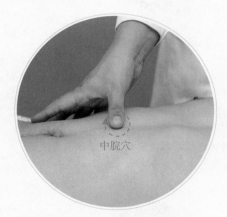

图 3-12-6　指揉中脘穴（例）

指揉诸穴：施术者以拇指指端着力于中脘（图3-12-6）、梁门、滑肉门、天枢、大横、腹结、气海、关元、足三里、阴陵泉诸穴，施以指揉法，以穴位局部出现明显酸胀感为度，每穴操作1分钟左右。

摇腰：患者下肢并拢，自然屈髋屈膝，施术者一前臂按压患者双膝关节，另一手握足踝部，双手协同用力，带动腰部做从小到大幅度的环转运动，共操作3分钟左右（图3-12-7）。

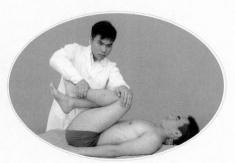

图 3-12-7　摇腰

胃热湿困

◎ **处方**

手法：摩法、擦法、揉法、振法。

部位：曲池、丰隆、阴陵泉、内庭、四肢部。

◎ **操作**

患者仰卧位，施术者立于其右侧。

摩腹：施术者将擦热的手掌置于患者腹部，摩法操作及在腹部移动方向均为逆时针方向，共操作10~15分钟（图3-12-8）。

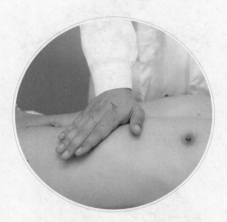

图 3-12-8　摩腹

掌擦四肢：在操作部位涂抹具有润滑作用的介质，施术者以手掌着力于患者四肢内侧，往返行快速的擦法，以局部皮肤发红深层透热为度（图3-12-9）。

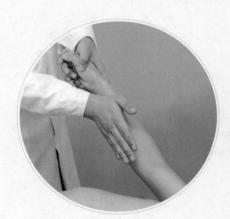

图 3-12-9　掌擦四肢

指揉诸穴：施术者以拇指指腹着力于曲池（图3-12-10）、丰隆、阴陵泉、内庭诸穴，施以指揉法，以穴位局部出现明显酸胀感为度，每穴操作1分钟左右。

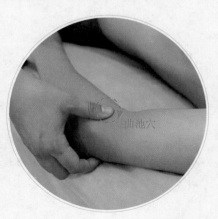

曲池穴

图 3-12-10　指揉曲池穴

掌振左下腹：以掌面紧贴于左下腹部，腕关节自然背伸，通过前臂屈肌群和伸肌群交替的静止性用力，产生快速的振动感。共操作1分钟左右（图3-12-11）。

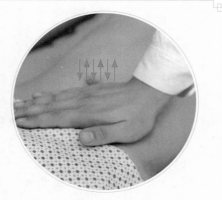

图 3-12-11 掌振左下腹

肝郁气滞

◎ 处方

手法：擦法、揉法、按揉法。

部位：章门、期门、中脘、气海、肝俞、胆俞、脾俞、胃俞、足三里、阳陵泉、太冲、胁肋部。

◎ 操作

（1）患者仰卧位，施术者立于其右侧。

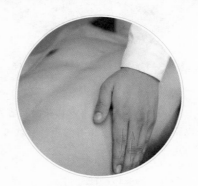

图 3-12-12 擦胁肋

擦揉胁肋：在操作部位涂抹具有润滑作用的介质，施术者以双手掌面着力于患者胁肋部，沿胁肋走向快速往返施以擦法（图3-12-12），以患者自觉局部气机顺畅为度；继而以手掌揉两肋部（图3-12-13），操作共1分钟左右。

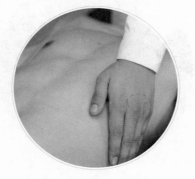

图 3-12-13 揉胁肋

指揉诸穴：施术者以拇指指腹着力于章门、期门、中脘、气海（图3-12-14）、足三里、阳陵泉、太冲诸穴，施以指揉法，以穴位局部出现明显酸胀感为度，每穴操作30秒~1分钟。

（2）患者俯卧位，施术者立于其右侧。

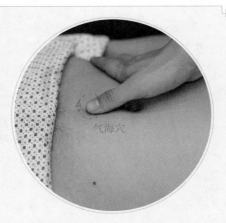

图3-12-14 指揉气海穴（例）

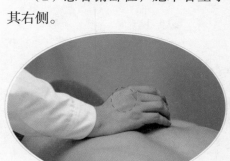

图3-12-15 按揉足太阳膀胱经

按揉足太阳膀胱经：施术者以手掌大鱼际或掌根着力于患者背部足太阳膀胱经，施以按揉法，操作方向由肩部至腰骶部，以患者局部出现明显酸胀感为度，操作时间为3~5分钟左右（图3-12-15）。

指揉背俞穴：施术者以拇指指腹着力于肝俞（图3-12-16）、胆俞、脾俞、胃俞诸穴，施以指揉法，待患者微有酸胀感后改为指端点按（图3-12-17），至穴位局部有明显酸胀感为度，每穴操作30秒~1分钟。

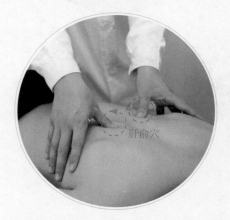

图3-12-16 指揉肝俞穴（例）

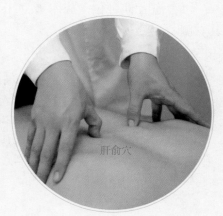

图3-12-17 点按肝俞穴（例）

脾肾两虚

◎ 处方

手法：揉法、点法、按揉法、捏脊法。

部位：神阙、中脘、气海、脾俞、胃俞、肾俞、关元俞、气海俞、足三里、足太阳膀胱经。

◎ 操作

（1）患者仰卧位，施术者立于其右侧。

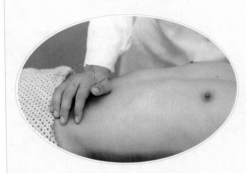

掌揉神阙穴：在患者腹部覆盖治疗巾，施术者以掌根着力于患者神阙穴处，沿顺时针方向施以揉法，动作轻柔和缓，以局部有温热感为度，共操作3分钟左右（图3-12-18）。

图 3-12-18　掌揉神阙穴

指揉诸穴：施术者以拇指指腹着力于中脘（图3-12-19）、气海、足三里诸穴，施以轻柔的指揉法，以穴位局部出现轻微酸胀感为度，每穴操作30秒~1分钟。

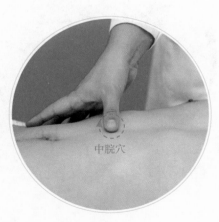

中脘穴

图 3-12-19　指揉中脘穴（例）

（2）患者俯卧位，施术者立于其右侧。

按揉足太阳膀胱经：施术者以手掌大鱼际或掌根着力于患者背部足太阳膀胱经，施以按揉法，操作方向由腰骶至肩部，以患者局部出现明显酸胀感为度，每侧各操作3~5遍（图3-12-20）。

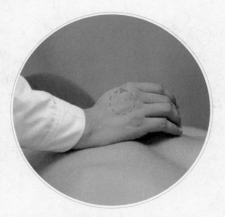

图 3-12-20　按揉足太阳膀胱经

指揉背俞穴：施术者以拇指指腹着力于脾俞、胃俞、肾俞（图3-12-21）、关元俞、气海俞诸穴，施以轻柔的指揉法，待患者微有酸胀感后改为指端点按（图3-12-22），至穴位局部有明显酸胀感为度，每穴操作30秒~1分钟。

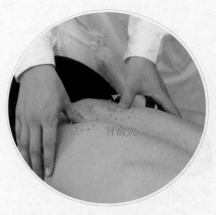

图 3-12-21　指揉肾俞穴（例）

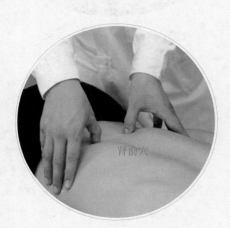

图 3-12-22　点按肾俞穴（例）

捏脊法：施术者以双手捏起背部两侧足太阳膀胱经皮肤，双手交替自腰骶部向肩背部行捏脊法，共操作8~10遍，可行捏三提一法，操作结束后脊柱两侧皮肤出现两条平行的红线（图3-12-23）。

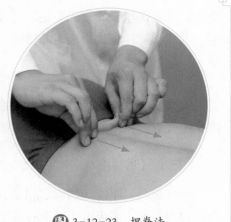

图 3-12-23　捏脊法

第十三节　糖尿病

概述

　　糖尿病是一种代谢性疾病，它的特征是血糖长时间高于标准值。高血糖会造成三多一少的症状：多食、多饮、多尿及体重下降。如未经治疗，糖尿病可引发诸多并发症。急性并发症包括糖尿病酮症酸中毒与高渗透压高血糖非酮酸性昏迷；严重的并发症则包括心血管疾病、中风、慢性肾脏病、糖尿病足以及视网膜病变等。糖尿病的临床症状与中医学中的消渴相似，且糖尿病的诊疗可参照消渴病。本节所论推拿治疗主要适用于非胰岛素依赖性糖尿病，对于胰岛素依赖型糖尿病及糖尿病酮症，则不在治疗范围之内，如果血糖浓度过高应考虑药物降糖。

病因病机

　　糖尿病主要由于素体禀赋不足，饮食不节，情志不畅，劳欲过度等原因导致阴虚燥热，日久气阴两伤，阴阳俱虚，并出现诸多变证。

（一）肺热伤津

　　肺水之上源，输布津液。情志失调，郁怒伤肝，肝气不畅，可导致肝郁化火，火盛伤津，或先天不足，劳欲过度，损伤肾精，阴精亏虚而致虚火内生，上燔于肺，导致津液不能输布，肺不布津，则口渴多饮。

（二）胃热炽盛

胃火炽盛，伤津耗液可见口渴多饮，多食善饥。脾胃不和，水谷精微不能化生气血，机体失养，导致形体消瘦。

（三）气阴亏虚

脾气虚弱，不能运转水谷精微；气血生化不足，机体失养导致消瘦、乏力，脾阴不足，虚火内生则消谷善饥。

（四）肾阴亏虚

肾为先天之本，主藏精。若久病伤肾，肾脏阴液耗损；先天禀赋不足，肾脏阴液不足；房事过度，耗精伤阴则肾阴亏损，失于滋养，虚热内生伤及津液可导致烦渴多饮，胃热消谷。

辨 证 分 型

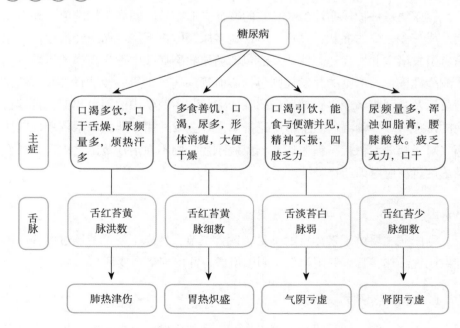

图 3-13-1　糖尿病辨证分型

(治)(疗)

肺热津伤

◉ 处方

手法：点法、拿法、擦法、按揉法。

部位：太渊、列缺、内关、曲池、中脘、气海、关元、膈俞、肾俞、脾俞、胃俞、胰俞、肺俞、次髎、手太阴肺经、手阳明大肠经、足太阳膀胱经。

◉ 操作

（1）患者仰卧位，施术者立于其右侧。

拿揉上肢：用拇指与其他手指相对用力，拿揉并用，从肩部直至腕上结束，以重点拿揉手太阴肺经及手阳明大肠经为主，每侧反复操作3~5遍（图3-13-2）。

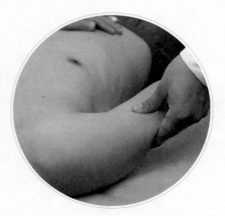

图 3-13-2　拿揉上肢

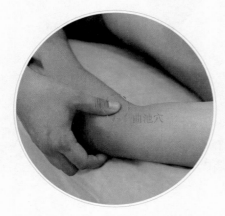

图 3-13-3　按揉曲池穴（例）

按揉穴位：施术者以拇指指腹按揉上肢及腹部诸穴，包括太渊、列缺、内关、曲池（图3-13-3）、中脘、气海、关元等，操作时动作由轻到重，待患者有酸胀感时维持1分钟左右。

（2）患者俯卧位，施术者立于其右侧。

按揉穴位：施术者以拇指指腹按揉背部诸穴，包括肺俞（图3-13-4）、胰俞、脾俞、胃俞、次髎、太渊等，操作时动作由轻到重，待患者微有酸胀感后改为指端点按（图3-13-5），至穴位局部有明显酸胀感为度，每个穴位维持30秒~1分钟。

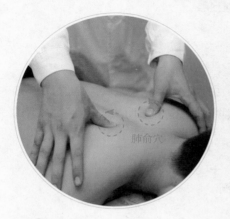

图3-13-4　按揉肺俞穴（例）

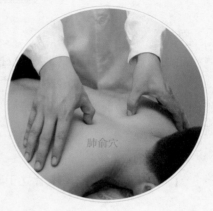

图3-13-5　点按肺俞穴（例）

按揉足太阳膀胱经：施术者以手掌大鱼际或掌根着力于患者背部足太阳膀胱经，施以按揉法，操作方向由肩部至腰骶部，以患者局部出现明显酸胀感为度，操作时间为3~5分钟左右（图3-13-6）。

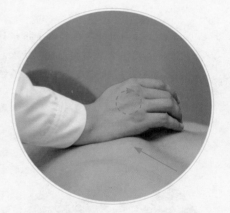

图3-13-6　按揉足太阳膀胱经

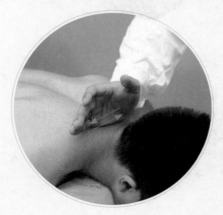

图3-13-7　擦大椎

擦大椎：施术者用小鱼际着力于大椎穴，行快速往返擦法，以局部深层透热为度（图3-13-7）。

胃热炽盛

处方

手法：点法、推法、拿法、按揉法、捏脊法。

部位：胰俞、膈俞、脾俞、胃俞、八髎、地机、三阴交、风市、梁丘、血海、阳陵泉、足三里、丰隆、悬钟、涌泉、足太阳膀胱经。

操作

患者俯卧位，施术者立于其右侧。

按揉背部穴位：施术者以拇指指腹按揉背部诸穴，包括胰俞、膈俞、脾俞、胃俞（图3-13-8）、八髎等，动作由轻到重，待患者有酸胀感后改为指端点按（图3-13-9），至穴位局部有明显酸胀感为度，每个穴位维持30秒~1分钟。

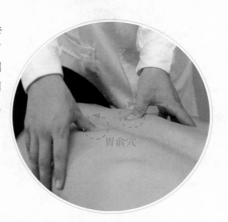

图3-13-8　按揉胃俞穴（例）

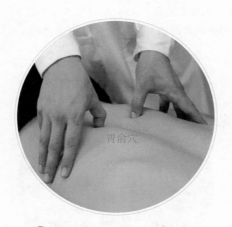

图3-13-9　点按胃俞穴（例）

捏脊法：施术者以双手捏起背部两侧足太阳膀胱经皮肤，双手交替自腰骶部向肩背部行捏脊法，共操作8~10遍，可行捏三提一法，操作结束后脊柱两侧皮肤出现两条平行的红线（图3-13-10）。

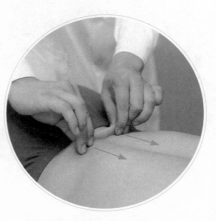

图3-13-10　捏脊法

拿下肢：施术者用双手沿下肢三阴经，从大腿部至踝部深沉提拿（图3-13-11），往返3~5遍，继而重拿小腿5~10遍（图3-13-12）。

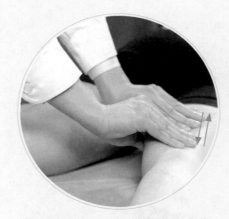

图3-13-11　拿下肢内侧

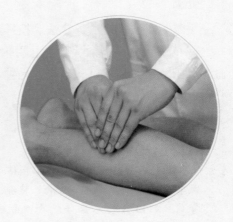

图3-13-12　拿小腿

按揉诸穴：术者以双手拇指指腹按揉地机、三阴交（图3-13-13）、风市、阳陵泉、梁丘、血海、足三里、丰隆、悬钟，待有得气感时换用拇指指端点按（图3-13-14），以患者耐受为度，每穴30秒~1分钟。

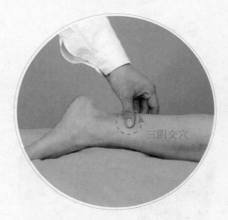

图3-13-13　按揉三阴交

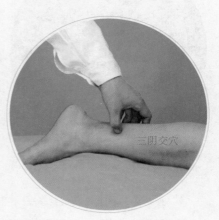

图3-13-14　点按三阴交

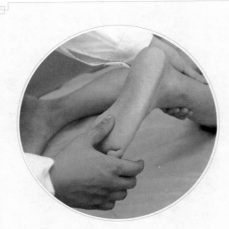

推涌泉：施术者用拇指指腹由脚趾向脚跟方向推涌泉穴（图3-13-15），然后点按涌泉穴（图3-13-16）。

图3-13-15　推涌泉穴

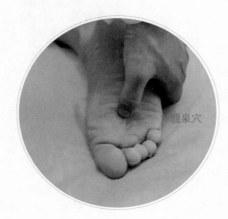

涌泉穴

图3-13-16　点按涌泉穴

气阴亏虚

◎ 处方

手法：摩法、按揉法、捏脊法。

部位：胰俞、脾俞、胃俞、命门、肾俞、中脘、气海、关元、足三里、阴陵泉。

◎ 操作

（1）患者仰卧位，施术者立于其右侧。

摩腹部：施术者以手指摩气海、关元、期门（图 3-13-17）。以手掌部在腹部做摩法，摩法操作及在腹部移动方向均为顺时针方向，以中脘穴为重点，时间 5~10 分钟（图 3-13-18）。

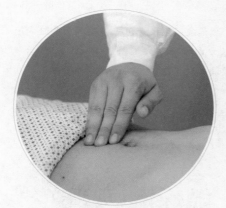

图 3-13-17　指摩腹部

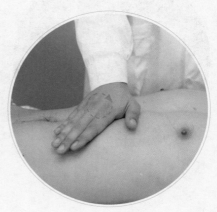

图 3-13-18　顺时针摩腹

逆揉腹部：术者双手拱手成碗状，掌面重叠，扣放于腹部，腕关节旋转回绕，使"碗膛"沿逆时针方向接触腹部，并以中脘穴为圆心在腹部逆时针方向旋转揉动。频率每分钟 20~30 次。约 5 分钟左右（图 3-13-19）。

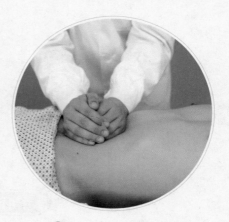

图 3-13-19　逆揉腹部

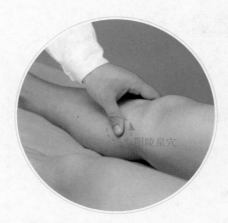

图 3-13-20　按揉阴陵泉穴（例）

按揉诸穴：术者以拇指指腹或掌根着力于中脘、气海、关元、足三里、阴陵泉（图 3-13-20）等穴，以患者明显得气感为度，每穴各施术 1 分钟左右。

（2）患者俯卧位，施术者立于其右侧。

按揉背部穴位：施术者以拇指指腹按揉背部诸穴，包括胰俞、脾俞、胃俞、命门、肾俞（图3-13-21）等，待患者微有酸胀感后改为指端点按（图3-13-22），操作时动作由轻到重，至穴位局部有明显酸胀感为度，每个穴位维持30秒~1分钟。

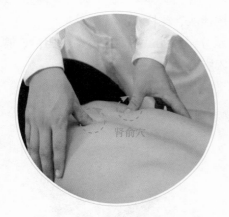

图 3-13-21　按揉肾俞穴（例）

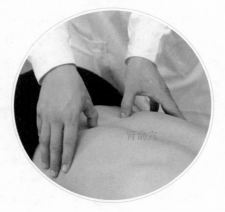

图 3-13-22　点按肾俞穴（例）

捏脊法：施术者以双手捏起背部两侧足太阳膀胱经皮肤，双手交替自腰骶部向肩背部行捏脊法，共操作8~10遍，可行捏三提一法，操作结束后脊柱两侧皮肤出现两条平行的红线（图3-13-23）。

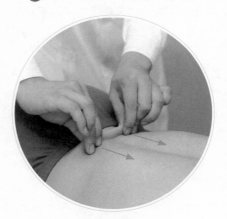

图 3-13-23　捏脊法

揉拨足太阳膀胱经：术者用掌根部自然着力于腰背部足太阳膀胱经，自肩部向腰骶部揉拨，掌根下有明显肌肉滚动感，每侧各做3~5遍（图3-13-24）。

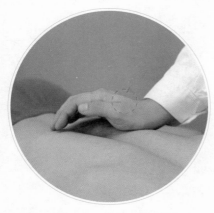

图 3-13-24　揉拨足太阳膀胱经

肾阴亏虚

处方

手法：擦法、点法、揉法、推法、按揉法、揉拨法。

部位：中脘、建里、梁门、章门、水分、关元、胰俞、肝俞、胆俞、脾俞、胃俞、肾俞、三阴交、太溪、足太阳膀胱经。

操作

（1）患者仰卧位，施术者立于其右侧。

单手运腹：术者右手手掌及掌根着力，将腹部从一侧腋中线附近推向腹部正中线（图 3-13-25），继以四指的掌面着力，将腹部从对侧腋中线附近向回带（图 3-13-26），反复操作 10 次左右。

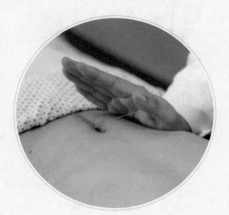

图 3-13-25 腹部掌推法

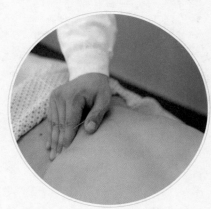

图 3-13-26 腹部指推法

逆揉腹部：术者双手拱手成碗状，掌面重叠，扣放于腹部，腕关节旋转回绕，使"碗檐"沿逆时针方向接触腹部，并以中脘穴为圆心在腹部逆时针方向旋转揉动。频率每分钟 20~30 次。约 5 分钟左右（图 3-13-27）。

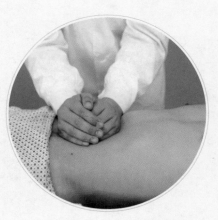

图 3-13-27 逆揉腹部

按揉诸穴：术者双手拇指按揉中脘、建里、梁门、章门、水分、关元、三阴交（图 3-13-28）、太溪穴，以局部有明显得气感为度，每穴施术 30 秒~1 分钟。

（2）患者俯卧位，施术者立于其右侧。

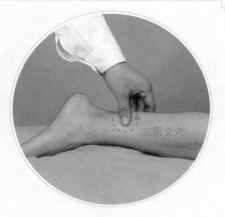

图 3-13-28　按揉三阴交穴（例）

点按诸穴：术者以拇指指端着力于胰俞、肝俞、胆俞（图 3-13-29）、脾俞、胃俞、肾俞处点按，穴位局部出现明显酸胀感为度，反复操作 5~10 分钟左右。

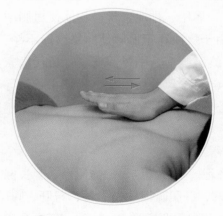

图 3-13-29　点按胆俞穴（例）

擦腰背部：涂抹具有药用且有润滑作用的介质，以手掌掌面擦背部足太阳膀胱经（图 3-13-30），然后横擦肾俞（图 3-13-31），以局部皮肤发红深层透热为度。

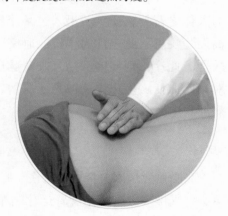

图 3-13-30　擦足太阳膀胱经

图 3-13-31　横擦肾俞

175

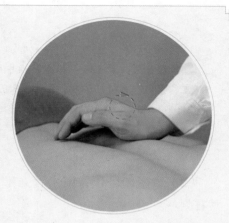

揉拨足太阳膀胱经：施术者以掌根沿患者脊柱两侧足太阳膀胱经行揉拨法，掌根下有明显滚动感，每侧可操作 3~5 遍（图 3-13-32）。

图 3-13-32 揉拨足太阳膀胱经

第十四节 高脂血症

概述

　　高脂血症是由于人体脂肪代谢失调致使体内血液中血脂成分异常增高而形成的一种疾病。它是一种常见病，与心脑血管疾病的发生相关。古书中记载，膏脂即油脂、脂肪。源于水谷精微，属津液之一，并能化入血中，为人体之营养物质。若摄入过甚或转输、运用、排泄失常，均能使血脂增高而为疾患，此表现为"痰浊血瘀"。由于痰浊存于血脉使脉络壅滞不畅，故罹患此症，则痰瘀互结，胶着脉道，终至脉痹、中风等变证。历代医家对高脂血症之疾患论述散见于胸痹、心痛、中风、血瘀证、痰证、眩晕等病证之中。

病因病机

　　高脂血症病因包括饮食所伤、肝失疏泄、痰浊蕴结、瘀血阻滞、脾失健运、肾气虚衰。本病是脾肾运化输布失调，肝胆疏泄调畅失司，与肝、脾、肾三脏关系密切。临床上多以阴虚、阳虚及阴阳两虚为本，痰浊、瘀血及痰瘀交结为标，久则阻塞经脉而出现胸痹心痛。此外，多发于中老年龄层，因人至中年，肾气渐衰，脏腑精气衰微，肝肾阴亏火旺，热灼津液为痰；或因饮食偏嗜无度，运化失调，而生痰湿，加之年老气衰而至血脉瘀滞，造成高脂血症。

辨 证 分 型

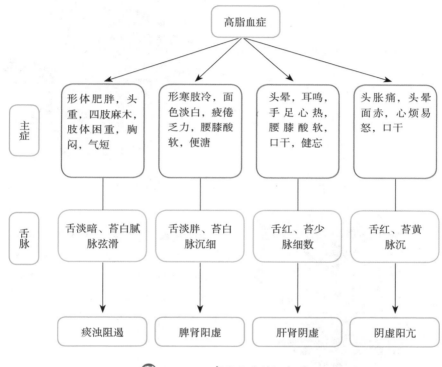

图 3-14-1　高脂血症辨证分型

治 疗

痰浊阻遏

◉ 处方

手法：推法、揉法、振法、点法、按揉法、揉拨法。

部位：内关、膻中、关元、大椎、膈俞、肝俞、脾俞、胃俞、肾俞、命门、足三里、阴陵泉、丰隆、三阴交、督脉、足太阳膀胱经。

◎ 操作

（1）患者仰卧位，施术者立于其右侧。

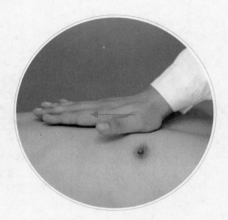

掌推任脉：施术者以手掌掌面推膻中穴至关元穴，反复推5~10遍，以患者感觉发热为宜（图3-14-2）。

图 3-14-2　掌推任脉

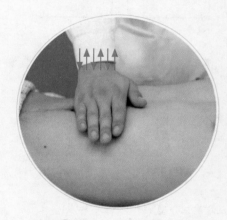

图 3-14-3　掌振腹部

掌振腹部：施术者以手掌着力于腹部，配合患者呼吸时腹部的起伏，于患者呼气腹部下沉的同时，手掌振动，并施加一定的按压力，带动腹部组织产生上下振动感，共操作3分钟左右（图3-14-3）。

逆揉腹部：施术者双手拱手成碗状，掌面重叠，扣放于腹部，腕关节旋转回绕，使"碗檐"沿逆时针方向接触腹部，并以中脘穴为圆心在腹部逆时针方向旋转揉动。频率每分钟20~30次，共操作5分钟左右（图3-14-4）。

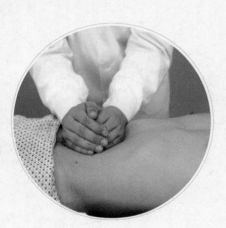

图 3-14-4　逆揉腹部

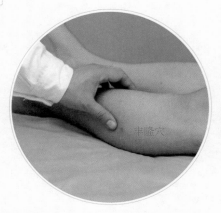

点按穴位：施术者以拇指指端点按内关、阴陵泉、足三里、丰隆（图3-14-5）、三阴交等穴位，动作由轻到重，以局部出现明显酸胀感为度，每个穴位维持30秒~1分钟。

图 3-14-5　点按丰隆穴（例）

（2）患者俯卧位，施术者立于其右侧。

掌推督脉：施术者以掌面着力于背部督脉，自大椎穴推至命门穴，力度要求深透而柔和，反复掌推5~10遍，以患者感受发热为宜（图3-14-6）。

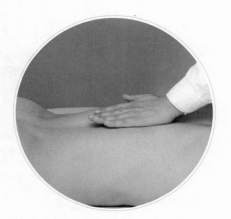

图 3-14-6　掌推督脉

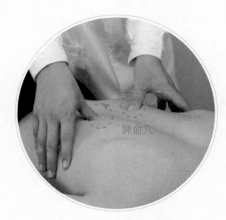

按揉背部诸穴：施术者以双手拇指指腹着力于膈俞、肝俞、脾俞（图3-14-7）、胃俞、肾俞穴，施以按揉法，以穴位局部出现明显酸胀感为度，每穴操作1~3分钟。

图 3-14-7　按揉脾俞穴（例）

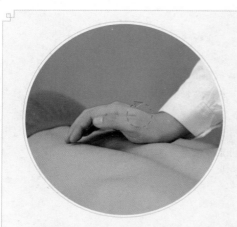

揉拨足太阳膀胱经：施术者以掌根沿患者脊柱两侧足太阳膀胱经行揉拨法，掌根下有明显滚动感，操作3~5遍（图3-14-8）。

图 3-14-8 揉拨足太阳膀胱经

脾肾阳虚

处方

手法：推法、振法、擦法、拿法、按揉法、捏脊法。

部位：大椎、肝俞、脾俞、胃俞、肾俞、命门、足三里、丰隆、三阴交、昆仑。

操作

（1）患者仰卧位，施术者立于其右侧。

提拿腹肌：施术者双手拇指与其余四指相对用力，方向由外向内，拿腹中线任脉及两侧足阳明胃经，以患者耐受为宜，共操作约3~5分钟（图3-14-9）。

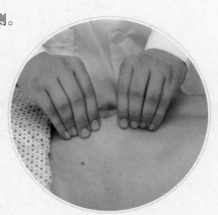

图 3-14-9 提拿腹肌

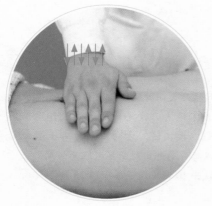

掌振腹部：施术者以手掌掌面着力于腹部，施术者配合患者呼吸时腹部的起伏，于患者呼气腹部下沉的同时，以手掌的振动带动深层组织器官，共操作3分钟左右（图3-14-10）。

图 3-14-10 掌振腹部

递揉腹部：术者双手拱手成碗状，掌面重叠，扣放于腹部，腕关节旋转回绕，使"碗檐"沿逆时针方向接触腹部，并以中脘穴为圆心在腹部逆时针方向旋转揉动。频率每分钟20~30次，共操作5分钟左右（图3-14-11）。

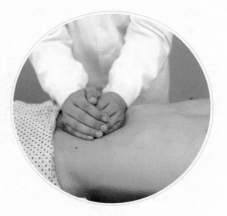

图 3-14-11 递揉腹部

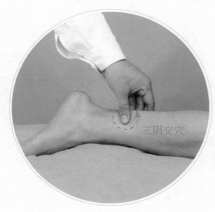

按揉穴位：施术者以拇指指腹按揉穴位，包括足三里、丰隆、三阴交（图3-14-12）、昆仑等，力量由轻到重，以患者感觉酸胀为度，每个穴位维持1分钟左右。

图 3-14-12 按揉三阴交穴（例）

（2）患者俯卧位，施术者立于其右侧。

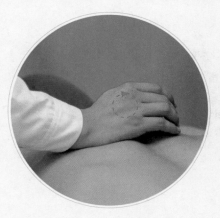

按揉足太阳膀胱经：施术者以手掌大鱼际或掌根着力于患者背部足太阳膀胱经，施以按揉法，方向由肩背部至腰骶部，以患者局部出现明显酸胀感为度，每侧各做5~10遍（图3-14-13）。

图 3-14-13　按揉足太阳膀胱经

按揉诸穴：术者以双手拇指指腹着力于肝俞、脾俞（图3-14-14）、胃俞、肾俞等穴，施以按揉，每穴操作1分钟左右。

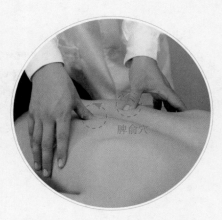

图 3-14-14　按揉脾俞穴（例）

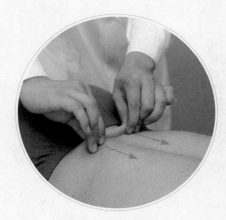

捏脊法：施术者以双手捏起背部两侧足太阳膀胱经皮肤，双手交替自腰骶部向肩背部行捏脊法，共操作8~10遍，可行捏三提一法，操作结束后脊柱两侧皮肤出现两条平行的红线（图3-14-15）。

图 3-14-15　捏脊法

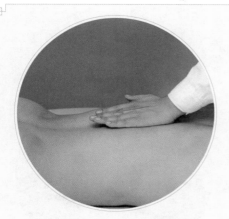

掌推督脉：施术者以掌根着力于背部督脉，由大椎穴推至命门穴，力度要求深透而柔和，反复掌推5~10次，以患者感受发热为宜（图3-14-16）。

图 3-14-16　掌推督脉

擦背俞穴：先在操作部位涂抹具有药用且有润滑作用的介质，施术者以手掌着力于患者背部脾俞、肾俞（图3-14-17）、命门穴处，行快速往返的摩擦，以局部皮肤发红深层透热为度。

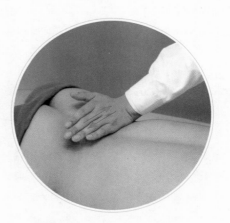

图 3-14-17　擦肾俞穴（例）

肝肾阴虚

处方

手法：擦法、揉法、按揉法。

部位：内关、肝俞、脾俞、肾俞、命门、太溪、阴陵泉、足三里、丰隆、三阴交、太溪、涌泉。

操作

（1）患者俯卧位，施术者立于其右侧。

按揉足太阳膀胱经：施术者以大鱼际或掌根着力于背部足太阳膀胱经，施以按揉法，着重按揉肝俞、脾俞、肾俞，按揉力度由轻到重，以患者感到酸胀感为宜，每穴按揉1~2分钟（图3-14-18）。

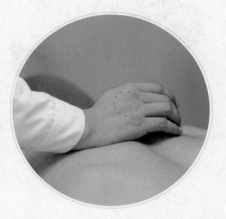

图3-14-18　按揉足太阳膀胱经

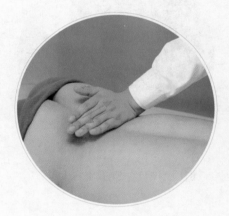

图3-14-19　擦肾俞穴（例）

擦背俞穴：在操作部位涂抹具有药用且有润滑作用的介质，施术者以手掌着力于患者脾俞、肾俞（图3-14-19）、命门穴处，行快速往返的擦法，以局部皮肤发红深层透热为度。

指揉穴位：施术者以拇指指端着力于相应穴位行指揉法，分别指揉阴陵泉、足三里、丰隆、三阴交（图3-14-20）、内关、太溪，以穴位局部出现明显酸胀感为度，每穴操作1分钟左右。

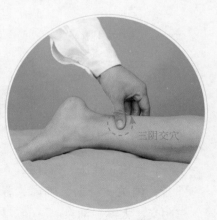

图3-14-20　指揉三阴交穴（例）

（2）患者仰卧位，施术者立于其右侧。

擦涌泉穴：在操作部位涂抹具有药用且有润滑作用的介质，施术者以手掌大鱼际着力于足底涌泉穴，做迅速往返摩擦运动，以患者局部深层透热为度（图3-14-21）。

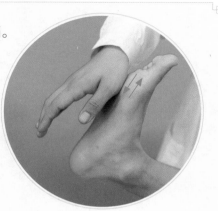

图 3-14-21　擦涌泉穴

阴虚阳亢

◉ 处方

手法：擦法、揉法、推法、扫散法。

部位：太阳、膻中、关元、脾俞、胃俞、阴陵泉、足三里、丰隆、三阴交、太冲、太溪、涌泉、足太阳膀胱经。

◉ 操作

（1）患者俯卧位，施术者立于其右侧。

掌揉背俞穴：施术者用大鱼际着力背部腧穴，施以揉法，重点按脾俞、胃俞穴，力度由轻到重，以患者耐受为度，每穴操作1分钟左右（图3-14-22）。

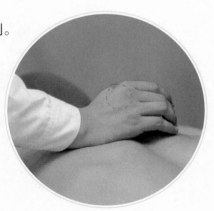

图 3-14-22　掌揉背俞穴

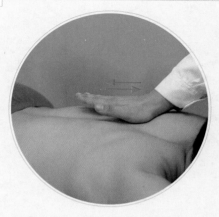

掌擦足太阳膀胱经：在操作部位涂抹具有药用且有润滑作用的介质，施术者手掌于患者足太阳膀胱经循行方向自肩背部向腰骶部行擦法，以局部皮肤发红深层透热为度（图3-14-23）。

图 3-14-23　掌擦足太阳膀胱经

（2）患者仰卧位，施术者立于其右侧。

掌推任脉：施术者以双手叠掌，四指并拢，以四指指腹着力于腹部任脉，自膻中穴止于关元穴，反复推5~10次，以患者感受发热为宜（图3-14-24）。

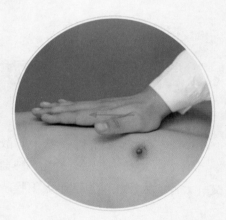

图 3-14-24　掌推任脉

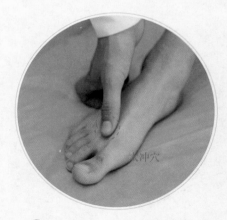

图 3-14-25　指揉太冲穴（例）

指揉穴位：施术者以拇指指端着力于相应穴位行指揉法，分别按揉太阳、阴陵泉、足三里、丰隆、三阴交、太冲（图3-14-25）、太溪，以穴位局部出现酸胀感为度，每穴操作约1分钟左右。

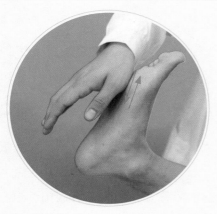

擦涌泉穴：在操作部位涂抹具有药用且有润滑作用的介质，施术者以手掌大鱼际着力于涌泉穴，做快速往返摩擦运动，以局部深层透热为度（图 3-14-26）。

图 3-14-26　擦涌泉穴

（3）患者坐位，施术者立于其右侧。

扫散法：施术者拇指虚置于头维穴附近，其余四指轻微屈曲，以四指指端轻快地扫过双颞侧，方向为由太阳穴开始，经过双耳上方，于枕后部停止，快速进行操作 6~10 遍（图 3-14-27）。

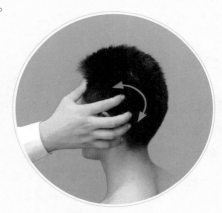

图 3-14-27　扫散法

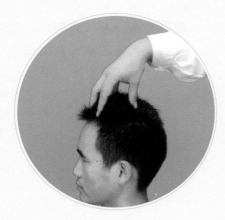

拿五经：施术者将一手五指张开置于患者头部，中指位于督脉前发际处，食指与无名指置于左右两侧太阳经，拇指及小指置于两侧少阳经，沿经脉向后缓缓拿捏，以重拿风池结束。反复进行 5~10 遍（图 3-14-28）。

图 3-14-28　拿五经

第十五节　冠心病

概述

　　冠心病是冠状动脉粥样硬化性心脏病的简称。在所有心脏病中，冠心病发病率最高。冠心病是由于冠状动脉狭窄，不能满足供血造成心肌功能障碍，发生器质性的病变。冠心病给患者生活质量带来很大的影响，甚至威胁到患者的生命。在中医学中，冠心病属于"胸痹""真心痛""心痛"等范畴。

病因病机

　　冠心病的病因病机与外邪内侵、饮食不节、情志失调、劳倦内伤、年迈体虚等有关。病位在心，兼有肝、肾、肺、脾、胃等脏腑功能失调，属本虚标实之证，本虚有气虚、气阴两虚及阳气虚衰；标实与血瘀、痰浊、寒凝、气滞等阻遏胸阳、痹阻心脉相关。

　　本病病机转化可因实致虚，亦可因虚致实。痰踞心胸，胸阳痹阻，病延日久，每可耗气耗阳，向心气不足或阴阳并损证转化；阴寒凝结，气失温煦，非惟暴寒折阳，日久寒邪伤人阳气，亦可向心阳虚衰转化；瘀阻脉络，血行滞涩，瘀血不去，新血不生，留瘀日久，心气痹阻，心阳不振。此三者皆因实至虚。心阳虚衰，阳虚外寒，寒痰凝络，此由虚而至实。

辨证分型

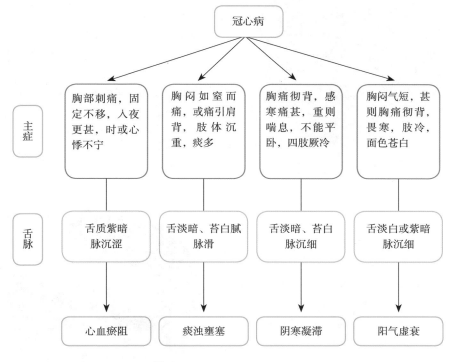

图 3-15-1　冠心病辨证分型

治疗

心血瘀阻

◎ 处方

手法：推法、揉法、擦法、按揉法。

部位：内关、天突、气海、大椎、厥阴俞、心俞、膈俞、至阳、肾俞、命门、血海、足三里。

◎ 操作

（1）患者仰卧位，施术者立于其右侧。

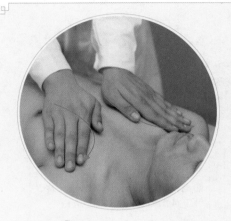

掌推胸部：施术者用双手掌着力于胸廓内下方，自胸部由下至上推动，推至天突后再向上肢内侧推至肩部，可涂抹相关介质以利于操作。反复操作3~5次左右，动作要柔和稳重而有深透力（图3-15-2）。

图 3-15-2 掌推胸部

揉心前区：施术者用手掌大鱼际着力于心前区，做顺时针柔缓的按揉，操作约3分钟，以患者局部有温热感为度（图3-15-3）。

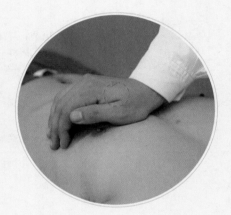

图 3-15-3 揉心前区

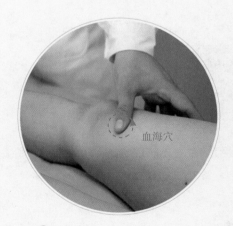

血海穴

指揉穴位：施术者拇指指腹着力于相应穴位行指揉法，按揉内关、气海、血海（图3-15-4）、足三里，以穴位局部出现明显酸胀感为度，每穴操作1分钟。

图 3-15-4 指揉血海穴（例）

（2）患者俯卧位，施术者立于其右侧。

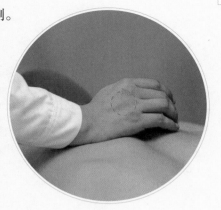

按揉足太阳膀胱经：施术者以掌根着力于足太阳膀胱经上，自肩部至腰骶部结束，力度由轻到重，以患者自觉轻微酸胀为度，重点按揉大椎、厥阴俞、心俞、膈俞、至阳、肾俞、命门，共5分钟左右（图3-15-5）。

图3-15-5　按揉足太阳膀胱经

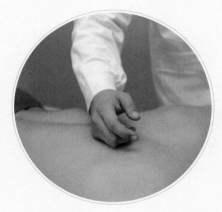

滚腰背：施术者以第五掌指关节突起为着力点在患者腰背部施术，方向由肩部向腰骶部，力度由轻到重，操作时间为5分钟左右（图3-15-6）。

图3-15-6　滚腰背

痰浊壅塞

◎ 处方

手法：推法、揉法、振法、揉拨法。

部位：内关、气海、天枢、血海、阴陵泉、丰隆、足三里。

◎ 操作

（1）患者仰卧位，施术者立于其右侧。

腹部推揉：术者双手拱手成碗状，掌面重叠，扣放于腹部，腕关节旋转回绕，使"碗檐"沿逆时针方向接触腹部，并以中脘穴为圆心在腹部逆时针方向旋转揉动。频率每分钟 20~30 次。约 5 分钟左右（图 3-15-7）。

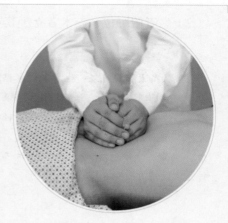

图 3-15-7 逆揉腹部

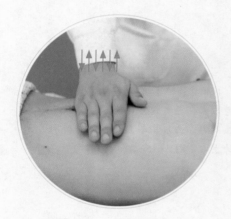

图 3-15-8 掌振腹部

掌振腹部：施术者以手掌着力于腹部，于患者呼气时腹部下沉的同时，以手掌震动带动腹部组织器官，共操作 1~3 分钟（图 3-15-8）。

分推胁肋：施术者双手拇指着力，于双侧肋间隙由内向外顺肋骨做分推法，动作沉着缓慢，力度适中，操作 5 次左右（图 3-15-9）。

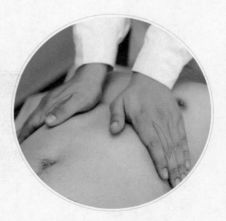

图 3-15-9 分推胁肋

指揉诸穴：施术者以拇指指腹按揉内关、气海（图3-15-10）、天枢、血海、阴陵泉、丰隆、足三里等穴位，力量以患者感觉酸胀为度，操作时动作由轻到重，每个穴位维持20~30秒。

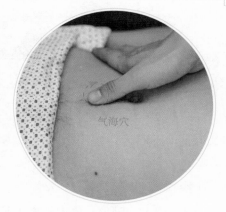

图 3-15-10　指揉气海穴（例）

（2）患者俯卧位，施术者立于其右侧。

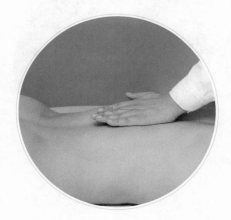

掌推经脉：施术者手掌按压于施治部位，五指自然伸直，以手掌的掌面为着力面，通过前臂主动向前斜下方施力，带动手掌推背部督脉（图3-15-11）、足太阳膀胱经，共操作2~4分钟。

图 3-15-11　掌推督脉

揉拨足太阳膀胱经：施术者以掌根沿患者脊柱两侧足太阳膀胱经行揉拨法，掌根下有明显滚动感。每侧操作3~5遍（图3-15-12）。

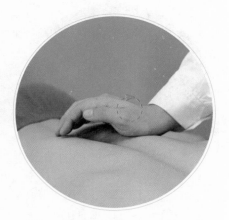

图 3-15-12　揉拨足太阳膀胱经

阴寒凝滞

◎ 处方

手法：推法、擦法、揉法。

部位：内关、膻中、气海、大椎、血海、足三里、督脉、足太阳膀胱经。

◎ 操作

（1）患者仰卧位，施术者立于其右侧。

掌擦胸部：在操作部位涂抹具有药用且有润滑作用的介质，施术者掌面着力于胸廓，自胸部内下向外上方行快速往返运动的掌擦法，以局部皮肤发红深层透热为度（图3-15-13）。

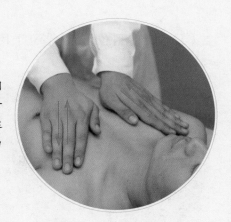

图 3-15-13　掌擦胸部

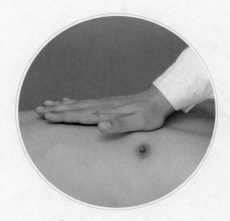

图 3-15-14　掌推任脉

掌推任脉：施术者手掌掌面着力于腹部自天突穴止于膻中穴行掌推法，反复推5~10次，以患者感受发热为宜（图3-15-14）。

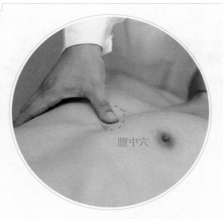

指揉诸穴：施术者以拇指指腹着力，指揉膻中（图 3-15-15）、内关、气海、血海、足三里等穴位，动作由轻到重，以患者感觉酸胀为度，每个穴位操作 20~30 秒。

膻中穴

图 3-15-15　指揉膻中穴（例）

（2）患者俯卧位，施术者立于其右侧。

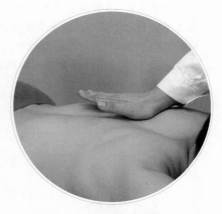

掌推经脉：施术者手掌按压于施治部位，自上而下推背部督脉、足太阳膀胱经（图 3-15-16），共操作约 2~4 分钟。

图 3-15-16　掌推足太阳膀胱经

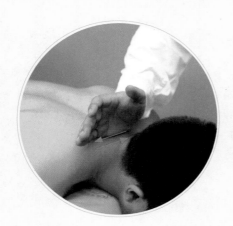

掌擦大椎穴：在操作部位涂抹具有药用且有润滑作用的介质，施术者以小鱼际置于大椎穴，做擦法，以局部皮肤发红深层透热为度（图 3-15-17）。

图 3-15-17　掌擦大椎穴

阳气虚衰

处方

手法：擦法、揉法、擦法。

部位：内关、膻中、气海、关元、足三里、心俞、肾俞、腰阳关、命门、八髎、心前区。

操作

（1）患者仰卧位，施术者立于其右侧。

逆揉腹部：术者双手拱手成碗状，掌面重叠，扣放于腹部，腕关节旋转回绕，使"碗檐"沿逆时针方向接触腹部，并以中脘穴为圆心在腹部逆时针方向旋转揉动。频率每分钟 20~30 次，共操作 5 分钟左右（图 3-15-18）。

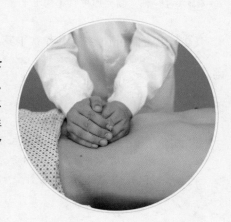

图 3-15-18　逆揉腹部

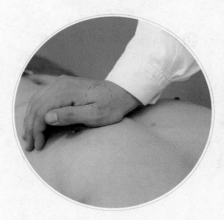

图 3-15-19　揉心前区

揉心前区：施术者用手掌大鱼际着力于心前区，按顺时针方向做柔缓的按揉，操作约 3 分钟，以患者局部有温热感为度（图 3-15-19）。

指揉穴位：施术者以拇指指腹揉按内关（图3-15-20）、膻中、气海、关元、足三里等穴位，力量以患者感觉酸胀为度，指揉时动作由轻到重，每个穴位维持20~30秒。

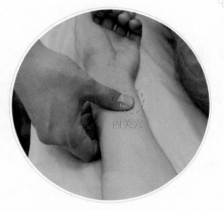

图 3-15-20　指揉内关穴（例）

（2）患者俯卧位，施术者立于其右侧。

滚腰背：施术者以第五掌指关节突起为着力点，由肩部向腰骶部，力度由轻到重，操作时间为5分钟左右（图3-15-21）。

擦腰背：在操作部位涂抹具有药用且有润滑作用的介质，施术者以手掌擦心俞、肾俞（图3-15-22）、腰阳关、命门处，小鱼际横擦八髎（图3-15-23），以局部皮肤发红深层透热为度。

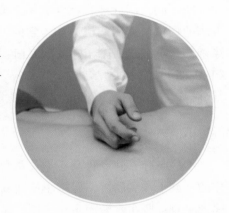

图 3-15-21　滚腰背

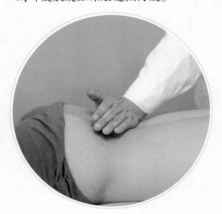

图 3-15-22　擦肾俞穴（例）

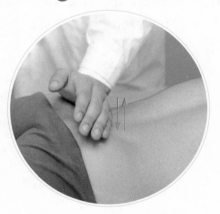

图 3-15-23　小鱼际横擦八髎

第十六节　癃闭

概述

　　癃闭是指小便量少且困难，甚则小便闭塞不通为主症的一种疾病。其中小便不利，尿短量少，甚则点滴而下，病势较缓者称为"癃"；以小便闭塞，点滴不通，病势较急者称为"闭"。癃和闭都是指排尿困难，只有程度上的不同，因此多合称为癃闭。癃闭之名，首见于《内经》，该书阐明了本病的病位及病因病机。如《素问·灵兰秘典论》载："膀胱者，州都之官，津液藏焉，气化则能出矣。"又曰："三焦者，决渎之官，水道出焉。"《素问·宣明五气》载："膀胱不利为癃，不约为遗溺。"《素问·标本病传论》载："膀胱病，小便闭。"《灵枢·本输》篇载："三焦……实则闭癃，虚则遗溺。"

病因病机

　　本病与肺、脾、肾及三焦关系密切。生理状态下，肺主宣发肃降，使上焦的水液下输到膀胱，保持小便通畅；脾主运化水液，可以将体内的水液运输到全身；肾主水液而主司二便，体内水液的分布与排泄，主要靠肾的气化作用。病理情况下，肺失宣肃，不能通调水道，下输膀胱；脾失转输，不能升清降浊；肾气化不利，皆可发生癃闭。此外，气滞、血瘀也可影响三焦气化，导致癃闭。

辨证分型

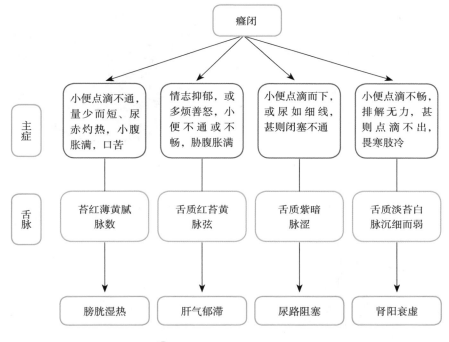

图 3-16-1 癃闭辨证分型

治疗

膀胱湿热

◎ 处方

手法：揉法、拿法、振法、擦法、按揉法。

部位：肾俞、膀胱俞、命门、委阳、阴陵泉、三阴交、太溪、足太阳膀胱经。

◎ 操作

（1）患者仰卧位，施术者立于其右侧。

逆揉腹部：术者双手拱手成碗状，掌面重叠，扣放于腹部，腕关节旋转回绕，使"碗檐"沿逆时针方向接触腹部，并以中脘穴为圆心在腹部逆时针方向旋转揉动。频率每分钟20~30次，共操作5分钟左右（图3-16-2）。

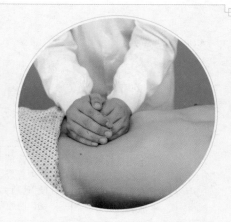

图 3-16-2　逆揉腹部

掌振腹部：施术者以手掌着力于下腹部，于患者呼气时腹部下沉的同时，以手掌振动带动腹部组织器官，共操作3分钟左右（图3-16-3）。

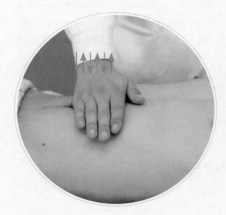

图 3-16-3　掌振腹部

提拿腹肌：施术者双手拇指与其余四指相对用力，方向由外向内，拿腹中线任脉及两侧足阳明胃经，以患者耐受为宜，共操作1~2分钟（图3-16-4）。

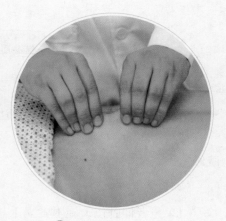

图 3-16-4　提拿腹肌

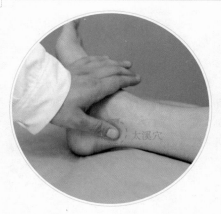

按揉太溪穴：施术者双手拇指端着力，分别按揉双侧太溪穴，要求柔和有深透力，并产生酸胀感，每个穴位操作1分钟左右（图3-16-5）。

图 3-16-5　按揉太溪穴

（2）患者俯卧位，施术者立于其右侧。

按揉足太阳膀胱经：施术者以手掌大鱼际着力，沿足太阳膀胱经自腰骶部向肩部按揉，于肾俞、膀胱俞重点操作，力度由轻到重，产生酸胀感以患者耐受为度，共操作3~5遍（图3-16-6）。

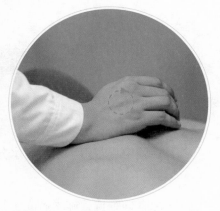

图 3-16-6　按揉足太阳膀胱经

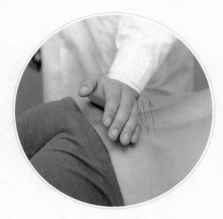

横擦腰骶部：在操作部位涂抹具有药用且有润滑作用的介质，施术者用小鱼际于腰骶部行横向往返运动，以局部皮肤发红深层透热为度（图3-16-7）。

图 3-16-7　横擦腰骶部

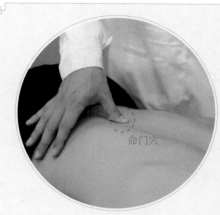

指揉穴位：施术者拇指指腹着力于膀胱俞、命门（图3-16-8）、委阳、阴陵泉、三阴交各穴，施以指揉法，以穴位局部出现明显酸胀感为度，每穴1分钟左右。

图 3-16-8　指揉命门穴（例）

肝气郁滞

◎ **处方**

手法：推法、点法、按揉法。

部位：膻中、章门、期门、水分、气海、关元、中极、曲骨、太冲。

◎ **操作**

（1）患者仰卧位，施术者立于其右侧。

掌推任脉：施术者以手掌掌面自膻中穴向下推至关元穴，反复3~5次，动作要柔和而有深透力（图3-16-9）。

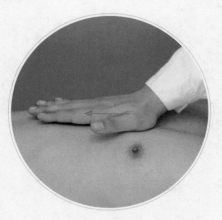

图 3-16-9　掌推任脉

分推胁肋：施术者用双手掌置于双侧胁肋处，由内向外顺肋骨走形方向做分推运动，动作沉着缓慢，力度适中，反复操作 5 次，时间约为 2 分钟（图 3-16-10）。

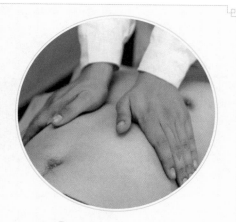

图 3-16-10　分推胁肋

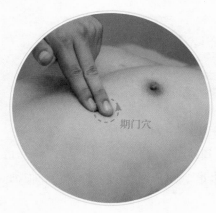

图 3-16-11　指揉期门穴（例）

指揉诸穴：施术者以中指指腹着力，按揉章门、期门（图 3-16-11），每穴操作 2 分钟左右。

按揉腹部：施术者以大鱼际置于水分穴处，沿正中线自上而下向下轻轻按揉，经水分、气海、关元、中极至曲骨穴，按揉方向为顺时针，按揉力度以有酸胀度为宜，操作时间约 3~5 分钟（图 3-16-12）。

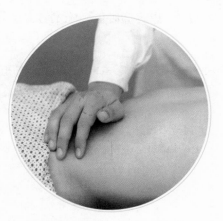

图 3-16-12　按揉腹部

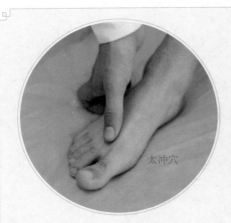

点按太冲穴：施术者双手拇指指端分别点按双侧太冲穴，要求手法柔和有深透力，穴位局部酸胀感，以患者耐受为度，操作1分钟左右（图3-16-13）。

图 3-16-13　点按太冲穴

尿路阻塞

处方

手法：擦法、揉法、振法、擦法、按揉法。

部位：腹哀、太乙、水分、神阙、水道、归来、肾俞、膀胱俞、血海、三阴交、涌泉。

操作

（1）患者仰卧位，施术者立于其右侧。

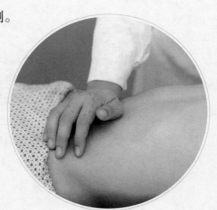

按揉腹部：施术者以大鱼际置于水分穴处，沿正中线自上而下轻轻按揉，经水分、气海、关元、中极至曲骨穴，按揉方向为顺时针，按揉力度以有酸胀度为宜，操作时间约3~5分钟（图3-16-14）。

图 3-16-14　按揉腹部

掌振腹部：施术者以手掌着力于小腹部，于患者呼气时腹部下沉的同时，以手掌振动带动腹部组织器官，共操作2分钟左右（图3-16-15）。

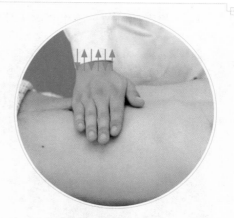

图 3-16-15　掌振腹部

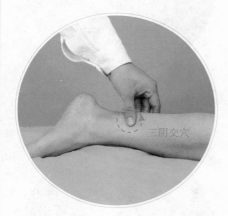

图 3-16-16　按揉三阴交穴（例）

按揉诸穴：施术者以拇指指端着力，施以指揉法按揉血海、三阴交穴（图3-16-16），使患者感到酸胀感为宜，每穴操作1分钟左右。

擦涌泉穴：在操作部位涂抹具有润滑作用的介质，施术者以手掌大鱼际处置于足底涌泉穴，做快速往返摩擦运动，以局部深层透热为度（图3-16-17）。

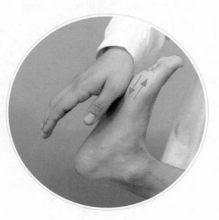

图 3-16-17　擦涌泉穴

（2）患者俯卧位，施术者立于其右侧。

滚腰背：施术者以第5掌指关节突起处为着力点，先行肩部向腰骶部滚法（图 3-16-18），每侧各操作 5~8 遍；继而以指间关节滚法着力于肾俞、膀胱俞（图 3-16-19），力度由轻到重，3 分钟左右。

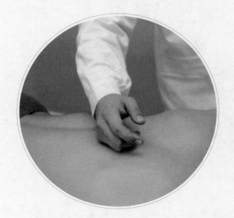

图 3-16-18　滚足太阳膀胱经

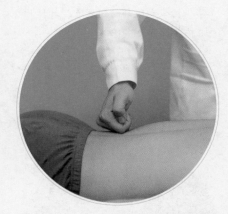

图 3-16-19　立滚腰部肾俞、膀胱俞穴

横擦腰骶部：在操作部位涂抹具有药用且有润滑作用的介质，施术者小鱼际于腰骶部行横向往返擦法，以局部皮肤发红深层透热为度（图 3-16-20）。

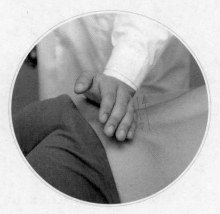

图 3-16-20　横擦腰骶部

肾阳虚衰

◎ 处方

手法：推法、擦法、揉法、按揉法。

部位：水道、心俞、肾俞、腰阳关、命门、八髎、血海、三阴交、督脉、足太阳膀胱经。

◎ 操作

（1）患者仰卧位，施术者立于其右侧。

逆揉腹部：术者双手拱手成碗状，掌面重叠，扣放于腹部，腕关节旋转回绕，使"碗檐"沿逆时针方向接触腹部，并以中脘穴为圆心在腹部逆时针方向旋转揉动。频率每分钟 20~30 次。约 5 分钟左右（图 3-16-21）。

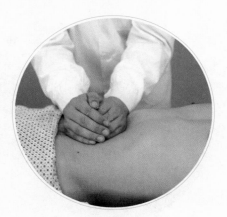

图 3-16-21 逆揉腹部

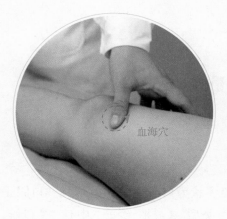

血海穴

图 3-16-22 按揉血海穴（例）

按揉诸穴：施术者以拇指指腹着力，行顺时针指按揉法，按揉水道、血海（图 3-16-22）、三阴交，以穴位局部出现轻微酸胀感为度，每穴 1 分钟左右。

（2）患者俯卧位，施术者立于其右侧。

掌推督脉、足太阳膀胱经：施术者手掌掌面按压于背部督脉、足太阳膀胱经行推法，每条经脉反复操作3~5遍（图3-16-23）。

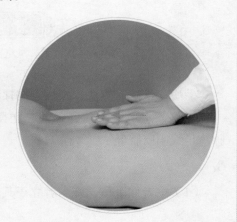

图 3-16-23　掌推督脉

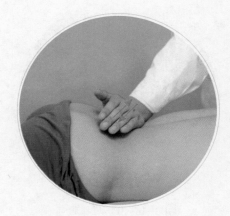

图 3-16-24　擦肾俞穴（例）

擦腰背部：在操作部位涂抹具有药用且有润滑作用的介质，施术者将手掌置于腰背部，行往返摩擦，重点施术在心俞、肾俞（图 3-16-24）、腰阳关、命门、八髎穴，以局部皮肤发红深层透热为度。

第十七节　面神经麻痹

（概述）

　　面神经麻痹，又称面瘫，因其主要症状为口眼歪斜，故俗称"口眼歪斜""歪嘴巴"，分为中枢性和周围性两种类型。《灵枢·经筋》中有"卒口僻，急者目不合"的记载。其临床表现以病侧面部表情肌瘫痪为特点，部分患者可自行缓解。本病为临床常见病、多发病，任何年龄均可发病，以 20~40 岁多见。本节主要讨论周围性面神经麻痹的治疗。

（病）（因）（病）（机）

中医学对面神经麻痹的认识包括内因、外因。《医门法律》中说："口眼喝斜，面部之气不顺也"，是说内在的经络不畅会产生面神经麻痹。《诸病源候论》载："是体虚受风，风入于夹口之筋也。"周围性面神经麻痹，多由于急性非化脓性茎乳突内的面神经发炎以及面部受风寒侵袭而诱发。这可能与营养神经的局部血管因受风寒而痉挛，导致相关神经缺血、水肿产生麻痹，亦与面部神经被病毒感染有关。中枢性面神经麻痹，多因脑血管疾病或脑部占位病变引起。

（辨）（证）（分）（型）

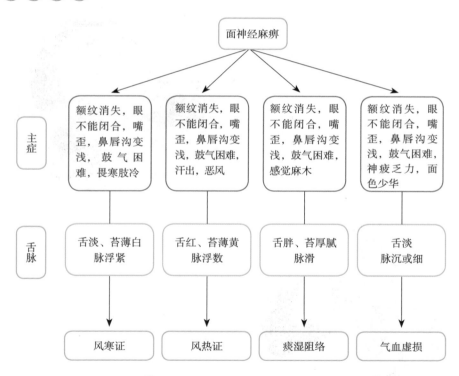

图 3-17-1　面神经麻痹辨证分型

治疗

风寒证

◈ **处方**

手法：擦法、按揉法、拿揉法。

部位：印堂、阳白、太阳、四白、睛明、颊车、风池、翳风、天柱、地仓、面部。

◈ **操作**

（1）患者仰卧位，施术者坐在患者头端。

按揉头面部诸穴：施术者以拇指指腹着力按揉头面部穴位，包括印堂、太阳、四白、睛明、地仓、颊车（图3-17-2），力度由轻到重，使穴位局部出现酸胀感为度，每个穴位操作30秒~1分钟。

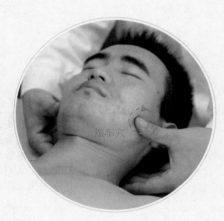

图3-17-2 按揉颊车穴（例）

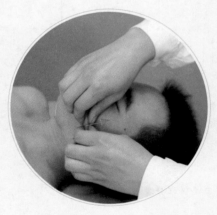

拿面部：术者用拇指与其他手指相对用力，提拿患侧面部，并从下颌移动至颧骨，共进行5~10遍（图3-17-3）。

图3-17-3 拿面部

擦颜面：在操作部位涂抹具有药用且有润滑作用的介质，施术者以手掌小鱼际着力于患侧，做轻揉往返摩擦运动，要求小幅度低频率，使患者局部发热为宜（图3-17-4）。

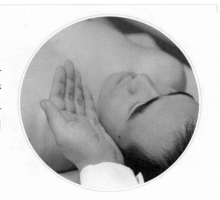

图 3-17-4　擦颜面

（2）患者坐位，施术者立于其后侧。

拿揉颈项：施术者于颈项部施以拿揉法，重点刺激风池、翳风、天柱等穴，以患者局部出现明显酸胀感为度，共操作约3分钟（图3-17-5）。

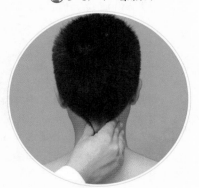

图 3-17-5　拿揉颈项

拿五经：施术者将一手五指张开，中指位于患者督脉前发际处，食指与无名指置于左右两侧足太阳膀胱经，拇指及小指置于两侧足少阳胆经，沿经脉向后缓缓拿捏（图3-17-6），至风池穴处结束，反复进行5~10遍。重点穴位如百会、四神聪、风池（图3-17-7）、风府等，每穴按揉约30秒。

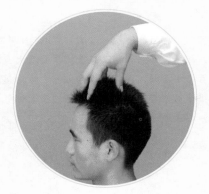

图 3-17-6　拿五经

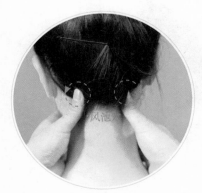

图 3-17-7　揉风池穴（例）

风热证

⊛ 处方

手法：推法、抹法、点法、按揉法、拿揉法。

部位：前额部、印堂、神庭、太阳、四白、睛明、颊车、风池、翳风、天柱、大椎、曲池、合谷、内庭、面部。

⊛ 操作

（1）患者仰卧位，施术者立于其一侧。

指推前额：施术者以双手拇指指腹按压于印堂穴，其余四指并拢放置于头两侧，拇指由印堂穴开始轻柔和缓地沿督脉向神庭穴推揉，动作稍快，共进行 20~40 次（图 3-17-8）。

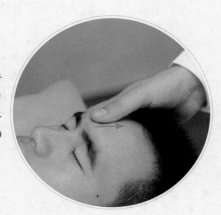

图 3-17-8　指推前额

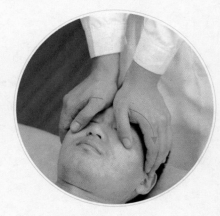

图 3-17-9　抹前额

抹前额：施术者以双手的掌面及大鱼际着力于前额，由印堂穴向太阳穴方向缓慢推抹前额部 20~30 次，以舒缓头面部气血，患者感到放松舒适为宜（图 3-17-9）。

按揉头面部诸穴：施术者以拇指指腹着力于印堂、神庭、太阳、四白、睛明、频车（图3-17-10），按揉时动作由轻到重，以患者感到轻度酸胀感为度，每个穴位维持30秒左右。

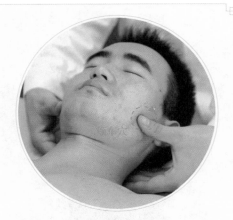

图 3-17-10　按揉频车穴（例）

点按诸穴：施术者以拇指指端着力于曲池、合谷（图3-17-11）、内庭穴，力度由轻到重，以患者感到明显酸胀耐受为度，每穴操作1分钟左右。

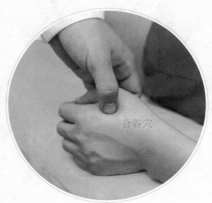

图 3-17-11　点按合谷穴（例）

拿面部：术者用拇指与其他手指相对用力，提拿患侧面部，并从下颌移动至颧骨，共进行5~10遍（图3-17-12）。

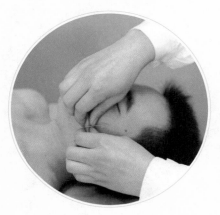

图 3-17-12　拿面部

（2）患者坐位，施术者立于其后侧。

拿揉颈肩：施术者拇指和四指指腹相对用力于颈项部施以拿揉法，由风池至颈根部移动（图3-17-13），可行10遍左右。继而，重点指揉刺激风池、翳风、天柱等穴，局部酸胀以患者耐受为度，每穴30秒。最后于肩部施拿法结束（图3-17-14）。

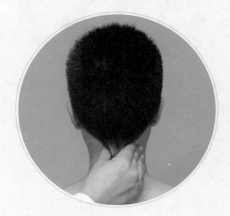

图 3-17-13　拿揉颈项

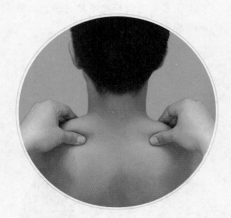

图 3-17-14　拿肩部

拿五经：施术者将一手五指张开置于患者头部，中指位于督脉前发迹处，食指与无名指置于左右两侧足太阳膀胱经，拇指及小指置于两侧足少阳胆经，沿经脉向后缓缓拿捏（图3-17-15），至风池穴处结束，反复进行5~10遍。重点穴位如百会、四神聪、风池（图3-17-16）、风府、大椎等，穴位局部进行按揉约30秒，以穴位局部出现明显酸胀感为度。

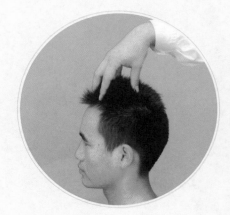

图 3-17-15　拿五经

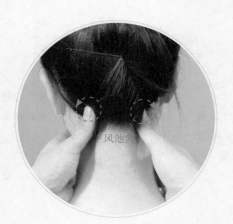

图 3-17-16　揉风池穴（例）

痰湿阻络

◉ **处方**

手法：抹法、点法、按揉法。

部位：攒竹、阳白、太阳、四白、睛明、颊车、地仓、承浆、风池、风府、翳风、印堂、迎香、听会、天枢、丰隆。

◉ **操作**

（1）患者仰卧位，施术者立于其一侧。

抹前额：施术者以双手的掌面及大鱼际着力于前额，由印堂穴向太阳穴方向缓慢推抹前额部20~30次（图3-17-17）。再沿鼻翼两侧、颊部，抹向耳前15~20次（图3-17-18），以舒缓头面部气血，患者感到放松舒适为宜。

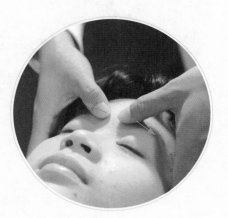

图 3-17-17　抹前额

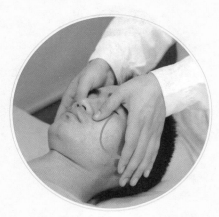

图 3-17-18　抹面部

按揉头面部诸穴：施术者以拇指指腹着力于印堂、神庭、太阳、四白（图3-17-19）、睛明、颊车，按揉时动作由轻到重，以患者感到轻度酸胀感为宜，每个穴位维持20~30秒。

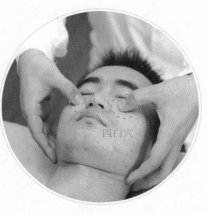

图 3-17-19　按揉四白穴（例）

拿面部：术者用拇指与其他手指相对用力，提拿患侧面部，并从下颌移动至颧骨，共进行5~10遍（图3-17-20）。

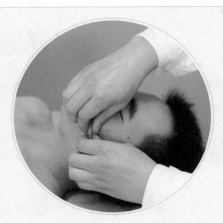

图3-17-20 拿面部

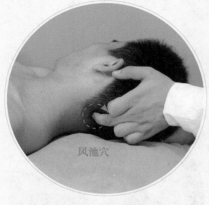

风池穴

图3-17-21 勾揉风池穴（例）

勾揉风池穴：施术者用双手中指指端着力，勾揉风池穴，力度以患者感到局部酸胀或向颞部放射为宜，以同样手法施术于风府、翳风等，每穴操作1分钟左右（图3-17-21）。

按揉天枢穴：施术者双手拇指指腹按于患者双侧天枢穴，施加压力的同时做按揉动作，以穴位局部出现明显酸胀感为度，操作3分钟左右（图3-17-22）。

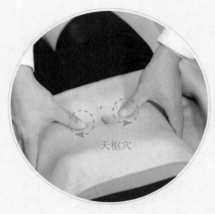

天枢穴

图3-17-22 按揉天枢穴（例）

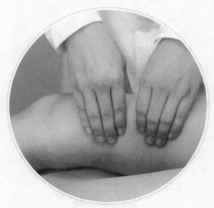

图3-17-23 拿下肢

拿下肢：施术者以拇指与其他四指相对用力，从大腿根部至小腿末端，提拿下肢前、两侧三面，每侧3~5遍（图3-17-23）。

图解
内科病推拿
TUJIE
NEIKEBING
TUINA

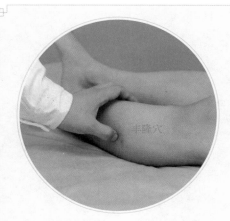

点按丰隆穴：施术者拇指指端点按于患者丰隆穴，施加压力由轻到重，以患者穴位局部明显酸胀感为度，操作1分钟左右（图3-17-24）。

图 3-17-24　点按丰隆穴

气血虚损

处方

手法：推法、按揉法、捏脊法。

部位：印堂、攒竹、阳白、太阳、四白、睛明、颊车、地仓、大椎、中脘、气海、关元、长强、足三里。

操作

（1）患者仰卧位，施术者立于其一侧。

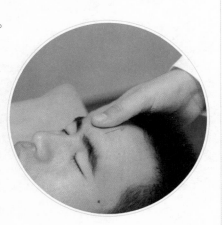

指推前额：施术者以双手拇指指腹按压于印堂穴，其余四指并拢放置于头两侧，拇指由印堂穴开始轻柔和缓地沿督脉向神庭穴推揉，动作稍快，共进行20~40次（图3-17-25）。

图 3-17-25　指推前额

按揉头面部诸穴：施术者以拇指指腹着力进行逆时针按揉头面部穴位，包括印堂、神庭、太阳、四白、睛明、颊车（图3-17-26），按揉时动作由轻到重，以患者感到酸胀感为宜，每个穴位维持20~30秒。

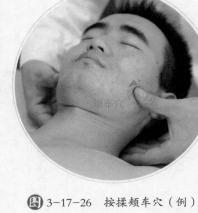

图3-17-26　按揉颊车穴（例）

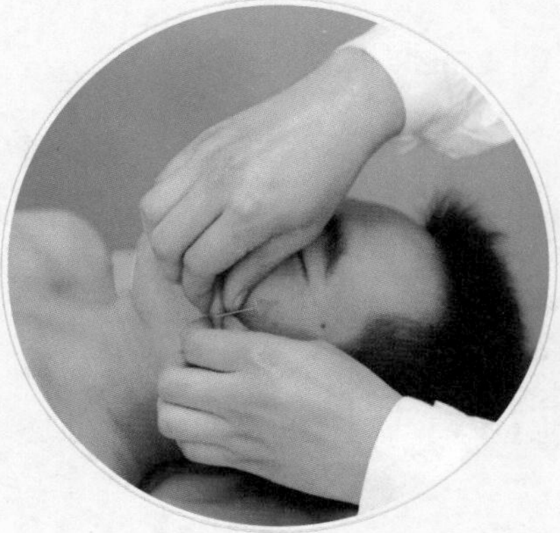

拿面部：术者用拇指与其他手指相对用力，提拿患侧面部，并从下颌移动至颧骨，共进行5~10遍（图3-17-27）。

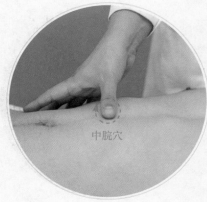

图3-17-27　拿面部

拿揉肩部：施术者双手拇指与其余四指相对用力，行肩部拿揉2~3分钟（图3-17-28）。

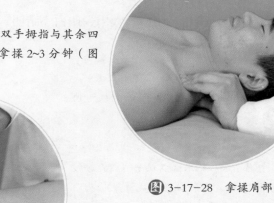

图3-17-28　拿揉肩部

按揉诸穴：施术者拇指指腹着力行按揉法，按揉中脘（图3-17-29）、气海、关元、足三里穴，力度由轻到重，以穴位局部出现酸胀感为度，每穴操作1分钟左右。

中脘穴

图3-17-29　按揉中脘穴（例）

（2）患者俯卧位，施术者位于其右侧。

捏脊法：施术者以双手捏起背部两侧足太阳膀胱经皮肤，双手交替自腰骶部向肩背部行捏脊法，共操作8~10遍，可行捏三提一法，操作结束后脊柱两侧皮肤出现两条平行的红线（图3-17-30）。

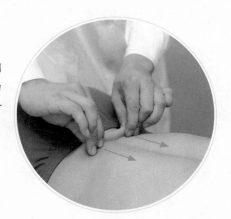

图 3-17-30　捏脊法

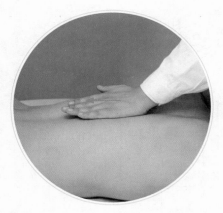

掌推督脉：施术者以手掌沿督脉自大椎向腰骶部直线推进，共操作3~5遍（图3-17-31）。

图 3-17-31　掌推督脉

第十八节　心悸

概述

心悸是指患者自觉心中急剧跳动、惊慌不安，甚则不能自主的一种病证。临床一般多呈阵发性，每因情志波动或劳累过度而发作。常伴有气短、胸闷、失眠、眩晕、耳鸣等症。正如《素问·举痛论》曾指出："惊则心无所倚，神无所归，虑无所定，故气乱矣。"《金匮要略·惊悸吐衄下血胸满瘀血病》篇指出："寸口脉动而弱，动则为惊，弱则为悸。"

病因病机

心悸常与心虚胆怯、心血不足、心阳衰弱、水饮内停、瘀血阻络等因素有关。《杂病源流犀烛·怔忡源流》载："怔忡，心血不足病也……心血消亡，神气失守，则心中空虚，怏怏动摇不得安宁，无时不作，名曰怔忡；或由阳气内虚，或由阴血内耗，或由水饮停于心下，水气乘心……或事故烦冗，用心太劳……或由气郁不宣而至心动……以上皆怔忡所至之由也。"

辨证分型

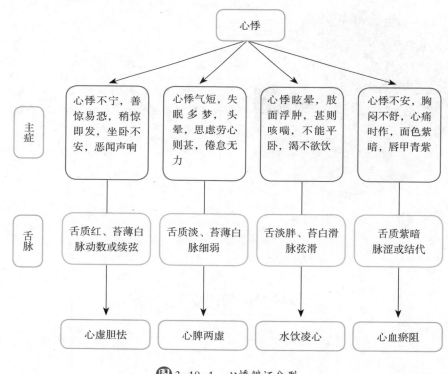

图3-18-1 心悸辨证分型

治疗

心虚胆怯

处方

手法：推法、拿法、按揉法。

部位：前额部、内关、天突、膻中、关元、神门、气海、中极、心俞、膈俞、肝俞、胆俞、厥阴俞、血海、足三里、三阴交、任脉、督脉、足太阳膀胱经。

操作

（1）患者仰卧位，施术者立于其一侧。

指推前额：施术者以双手拇指指腹交替按压于印堂穴，其余四指并拢放置于头两侧，拇指由印堂穴开始轻柔和缓地沿督脉向神庭穴推揉，注意动作不可过快，共进行20~30遍（图3-18-2）。

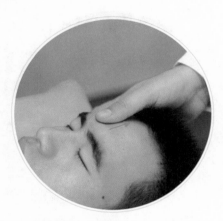

图3-18-2 指推前额

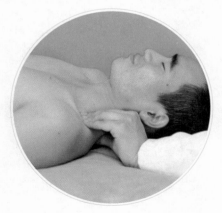

拿揉肩部：施术者双手拇指与其余四指相对用力，行肩部拿揉和提拿法，2~3分钟（图3-18-3）。

图3-18-3 拿揉肩部

掌推任脉：施术者用手掌掌面或掌根着力于治疗部位，自天突穴向下至关元穴做推法（图3-18-4），5~10遍；点按膻中穴（图3-18-5），操作时间1分钟左右。

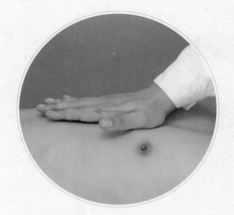

图 3-18-4　掌推任脉

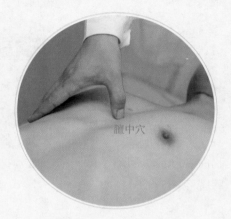

膻中穴

图 3-18-5　点按膻中穴

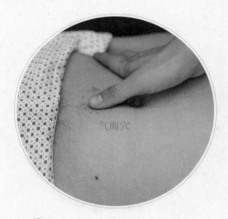

气海穴

图 3-18-6　指揉气海穴（例）

指揉诸穴：施术者以拇指指腹着力行顺时针指揉法，按揉内关、神门、膻中、气海（图3-18-6）、关元、中极、血海、足三里、三阴交，力度由轻到重，以患者感到明显酸胀为度，每穴30秒~1分钟。

（2）患者俯卧位，施术者立于其右侧。

掌推经脉：施术者手掌自上而下推背部督脉（图3-18-7）、足太阳膀胱经，每条经脉各操作5~10遍。

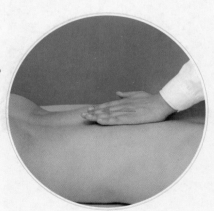

图 3-18-7　掌推督脉

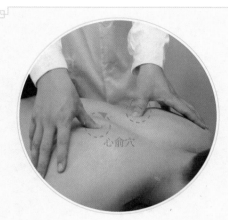

按揉背俞穴：施术者以拇指指腹着力于厥阴俞、心俞（图 3-18-8）、膈俞、肝俞、胆俞，力度由轻到重，以患者感到明显酸胀为度，每穴 30 秒~1 分钟。

图 3-18-8　按揉心俞穴（例）

心脾两虚

◎ 处方

手法：揉法、擦法、推法、点法、拿揉法、按揉法、捏脊法。

部位：百会、神庭、印堂、太阳、角孙、神门、膻中、内关、气海、关元、中极、血海、足三里、三阴交、心俞、膈俞、肝俞、胆俞、脾俞、胃俞、厥阴俞、肾俞、命门、任脉、督脉、足阳明胃经、足太阳膀胱经。

◎ 操作

（1）患者仰卧位，施术者立于其一侧。

点按面部穴位：施术者以拇指指端点按百会、神庭、印堂（图 3-18-9）、太阳、角孙等，点按时动作由轻到重，每个穴位维持 30 秒~1 分钟。

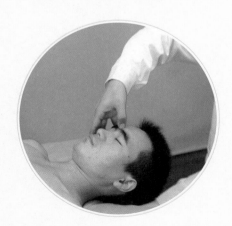

图 3-18-9　点按印堂穴（例）

拿肩部：施术者双手拇指与其余四指相对用力，行肩部提拿2~3分钟（图3-18-10）。

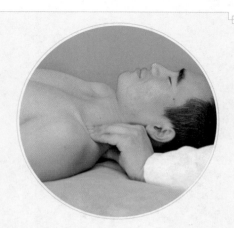

图 3-18-10　拿肩部

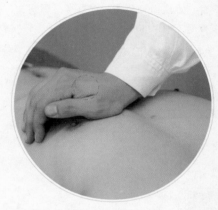

揉心前区：施术者用手掌大鱼际着力于心前区，手掌顺时针运动做柔缓的揉法，操作约3分钟，以患者局部有温热感为度（图3-18-11）。

图 3-18-11　揉心前区

提拿腹肌：施术者双手拇指与其余四指相对用力，方向由外向内，提拿腹中线任脉及两侧足阳明胃经，以患者能耐受为宜，共操作约3分钟（图3-18-12）。

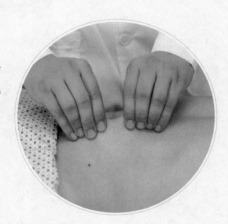

图 3-18-12　提拿腹肌

按揉诸穴：施术者以拇指指腹按揉神门、膻中（图3-18-13）、内关、气海、关元、中极、血海、足三里、三阴交，以穴位局部出现轻微酸胀感为度，每穴操作1分钟左右。

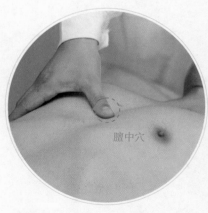

膻中穴

图 3-18-13　按揉膻中穴（例）

（2）患者俯卧位，施术者位于其右侧。

捏脊法：施术者以双手捏起背部两侧足太阳膀胱经皮肤，双手交替自腰骶部向肩背部行捏脊法，共操作8~10遍，可行捏三提一法，操作结束后脊柱两侧皮肤出现两条平行的红线（图3-18-14）。

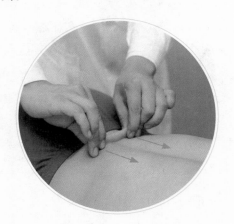

图 3-18-14 捏脊法

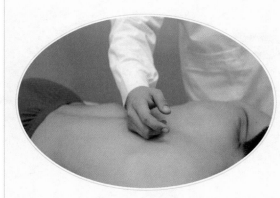

图 3-18-15 㨰腰背部

㨰腰背部：施术者立于患者身体右侧，采用第5掌指关节㨰法沿背部足太阳膀胱经（由肩部向腰骶部）进行操作，重点施术穴位为心俞、肝俞、胆俞、脾俞、胃俞、肾俞、命门，操作时间控制在3~5分钟（图3-18-15）。

掌推经脉：施术者手掌及掌根分别着力于督脉、足太阳膀胱经（图3-18-16），自上而下推动，手法沉稳均匀，每条经脉共操作3~5遍。

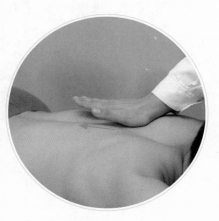

图 3-18-16 掌推足太阳膀胱经

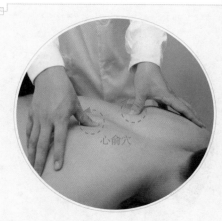

指揉穴位：施术者以拇指指腹着力，行指揉法，揉厥阴俞、心俞（图 3-18-17）、膈俞、肝俞、胆俞，以穴位局部出现轻微酸胀感为度，每个穴位 1 分钟左右。

图 3-18-17　指揉心俞穴（例）

水饮凌心

◎ 处方

手法：推法、㨰法、拿法、按揉法。

部位：前额部、印堂、神庭、天突、内关、气海、天枢、肺俞、心俞、厥阴俞、血海、阴陵泉、丰隆、足三里。

◎ 操作

（1）患者取仰卧位，施术者立于其一侧。

指推前额：施术者以双手拇指指腹交替按压于印堂穴，其余四指并拢放置于头两侧，拇指由印堂穴开始轻柔和缓地沿督脉向神庭穴推揉，注意动作不可过快，共进行 20~30 遍（图 3-18-18）。

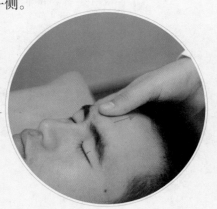

图 3-18-18　指推前额

拿肩部：施术者双手拇指与其余四指相对用力，行肩部提拿2~3分钟（图3-18-19）。

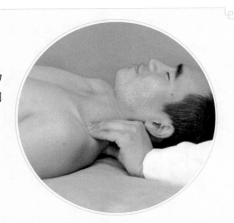

图 3-18-19　拿肩部

掌推胸部：施术者用双手掌分开，自胸部由下斜向上推动，推至天突向上肢内侧推至肩部，动作要沉稳而有深透力，反复3~5次（图3-18-20）。

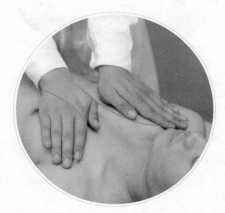

图 3-18-20　掌推胸部

分推胁肋：施术者用手掌掌面置于肋间隙处，于肋间隙由内向外顺肋骨做分推法，动作沉着缓慢，力度适中，每个肋间隙反复操作5次，共操作5分钟（图3-18-21）。

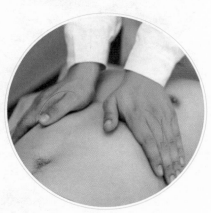

图 3-18-21　分推胁肋

指揉诸穴：施术者以指腹着力，指揉内关、气海、血海（图3-18-22）、天枢、血海、阴陵泉、丰隆、足三里，以穴位局部出现明显酸胀感为度，每穴1分钟左右。

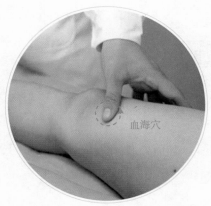

图 3-18-22　指揉血海穴（例）

（2）患者俯卧位，施术者立于其右侧。

搌腰背：施术者以掌指关节搌法在腰背部进行施术，方向由肩部向腰骶部移动，力度由轻到重，操作时间为5分钟左右（图3-18-23）。

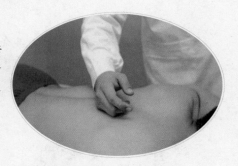

图 3-18-23　搌腰背

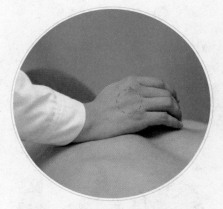

按揉足太阳膀胱经：施术者以手掌大鱼际着力于上背部，重点按揉脊柱两侧足太阳膀胱经肺俞、厥阴俞、心俞，力度由轻到重，以穴位局部出现明显酸胀感为度，操作5分钟左右（图3-18-24）。

图 3-18-24　按揉足太阳膀胱经

心血瘀阻

处方

手法：推法、揉法、擦法、按揉法。

部位：内关、天突、膻中、关元、气海、心俞、肾俞、腰阳关、命门、八髎、血海、足三里。

操作

（1）患者仰卧位，施术者立于其右侧。

掌推任脉：施术者用手掌掌面着力于天突穴，自天突穴推至关元穴，重点刺激膻中穴，操作时间3~5分钟（图3-18-25）。

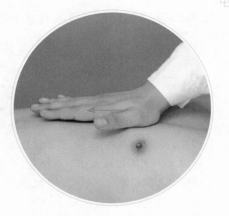

图 3-18-25　掌推任脉

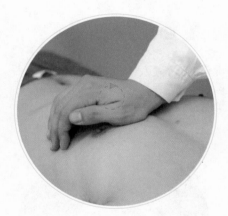

图 3-18-26　揉心前区

揉心前区：施术者用手掌大鱼际着力于心前区，顺时针方向做柔缓的按揉，操作约3分钟，以患者局部有温热感为度（图3-18-26）。

指揉诸穴：施术者以拇指指腹着力于内关（图3-18-27）、气海、血海、足三里，以穴位局部出现明显酸胀感为度，每穴1分钟左右。

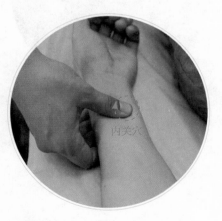

图 3-18-27　指揉内关穴（例）

（2）患者俯卧位，施术者立于其右侧。

按揉腰背：施术者以掌根着力于脊柱两侧的足太阳膀胱经上，自肩部至腰骶部按揉，力度由轻到重，以患者自觉轻微酸胀为度，重点按揉大椎、厥阴俞、心俞、膈俞、至阳、肾俞、命门，共操作5分钟左右（图3-18-28）。

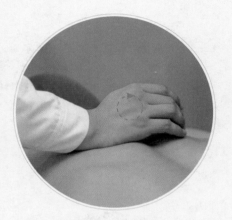

图3-18-28　按揉腰背

擦腰背：在操作部位涂抹具有药用且有润滑作用的介质，施术者将手掌掌面置于腰背部，沿肩部至腰骶部方向行往返摩擦（图3-18-29），再横擦腰骶部（图3-18-30），重点操作背部心俞、肾俞、腰阳关、命门、八髎，以局部皮肤发红深层透热为度。

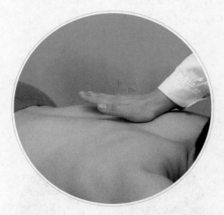

图3-18-29　擦足太阳膀胱经

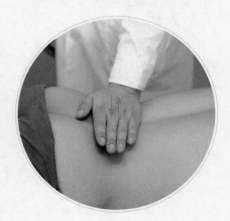

图3-18-30　横擦腰骶部

第十九节　中风后遗症

中风后遗症指由中风（脑血管意外）或其他原因导致脑部疾病而引起的遗留症状，患者多表现为病侧肢体瘫痪、舌强语塞、口眼歪斜、智力下降等症状。主要分为出血性脑中风（脑出血或蛛网膜下腔出血）和缺血性脑中风（脑梗死、脑血栓形成）两大类。本病患者大部分均有高血压病史，发病以老年人多见。推拿以治疗中风恢复期为主。

病因病机

中医学认为中风的基本病机总属阴阳失调，气血逆乱。其病位在脑，与肝肾密切相关。本病多是在内伤积损的基础上复因饮食不节、劳逸失度、情志不遂或外邪侵袭等触发。引起脏腑阴阳失调，血随气逆，内风旋动，夹痰夹火上冲于脑，痰蒙神窍，从而发生猝然昏扑、半身不遂、失语。

本病的病理性质多属本虚标实。肝肾亏虚、气血亏少为本病之本，风、痰、火、气、瘀为发病之标，两者亦可互为因果。发病初期，邪气充盛，气血上菀，以标实为主；如病情剧变，病邪猛烈，正气衰败，则以正虚为主，甚则出现正气虚脱。后期因正气不足，邪气未去可留有后遗症。

辨证分型

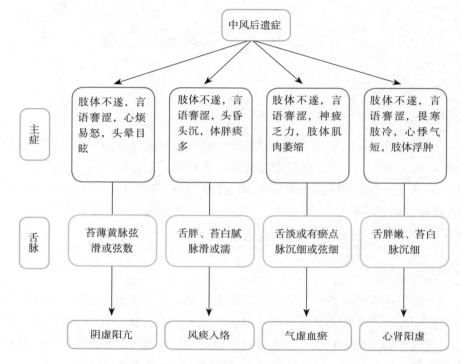

图3-19-1　中风后遗症辨证分型

治疗

┌─────────────────────────────────────┐
　　　　　　　　　阴虚阳亢
└─────────────────────────────────────┘

◎ 处方

　　手法：推法、搓法、抖法、摇法、按揉法、拿揉法。

　　部位：翳风、缺盆、百会、四神聪、太阳、四白、地仓、颊车、迎香、三阴交、委中、太溪、督脉、足太阳膀胱经。

◎ 操作

（1）患者仰卧位，施术者立于其一侧。

指揉头面部：施术者以拇指指腹揉百会、四神聪、太阳、四白、地仓（图3-19-2）、颊车、迎香各穴，每穴30秒～1分钟。

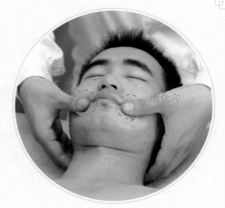

图 3-19-2　指揉地仓穴（例）

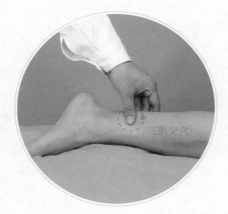

指揉诸穴：施术者以拇指指腹指揉三阴交（图3-19-3）、太溪穴，以穴位局部出现明显酸胀感为度，每个穴位操作30秒~1分钟。

图 3-19-3　指揉三阴交穴（例）

（2）患者俯卧位，施术者立于其右侧。

掌推经脉：施术者手掌及掌根部着力，自上而下推背部督脉（图3-19-4）、足太阳膀胱经，手法沉稳有力。每条经脉共操作5~10遍。

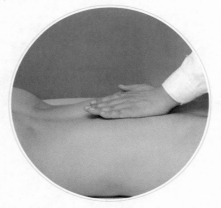

图 3-19-4　掌推督脉

拿下肢：施术者以拇指和四指指腹着力，自患侧臀横纹至跟腱行拿法（图3-19-5），时间约3分钟，再点按委中穴每侧1分钟左右（图3-19-6），以穴位局部出现酸胀感为度。

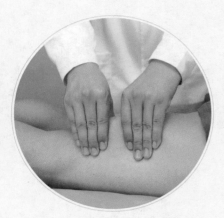

图 3-19-5　拿下肢

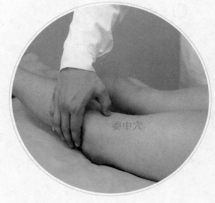

图 3-19-6　点按委中穴（例）

（3）患者坐位，施术者立于其右侧。

推桥弓：施术者以拇指的指腹着力，自翳风至缺盆之间的连线缓慢沉着，先左后右，每侧20次左右（图3-19-7）。

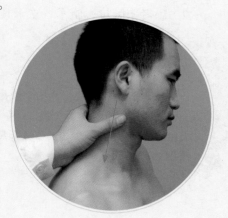

图 3-19-7　推桥弓

拿揉肩井：施术者用拇指与其余四指相对作用于肩部，双手向上提拿肩井10次（图3-19-8），用拇指指腹按揉肩贞（图3-19-9）、天宗等穴，每穴操作1分钟左右。

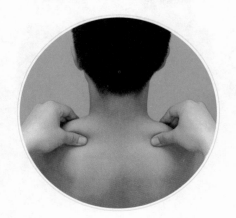

图 3-19-8　拿肩井

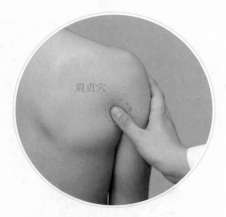

图 3-19-9　按揉肩贞穴（例）

拿手三阴经：施术者以拇指指腹和其余四指指腹相对用力拿揉手三阴经，自肩部拿揉至腕上，力度柔和均匀，以产生酸胀感且患者能耐受为宜，并配合肘关节的屈伸运动，操作共约3~5分钟（图3-19-10）。

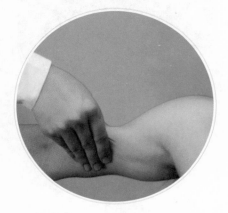

图 3-19-10　拿手三阴经

搓上肢：施术者以双手相对用力，夹持患者上肢，由上臂向前臂方向行快速来回搓揉，共操作3~5遍（图3-19-11）。

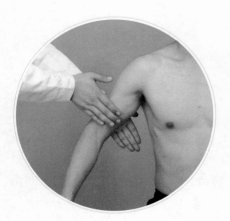

图 3-19-11　搓上肢

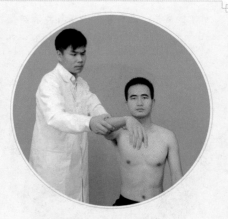

摇肩：一手托握肘部，使其前臂搭放于术者前臂上，另一手按压于受术者肩关节上方固定，手臂部协调施力，使肩关节做从小到大幅度的环转运动。操作10~20圈（图3-19-12）。

图3-19-12 摇肩

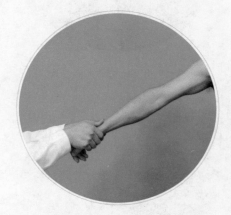

图3-19-13 抖上肢

抖上肢：施术者握住患者患侧腕关节，牵引上肢向前方抬起60°左右，通过前臂的带动，使肢体产生小幅度的上下抖动，并使抖动所产生的抖动波似波浪般地传递到肩部，两侧共操作30秒左右（图3-19-13）。

风痰入络

处方

手法：推法、揉法、点法、搓法、抖法、摇法、按揉法、擦法、拿揉法。

部位：印堂、神庭、风池、风府、翳风、百会、四神聪、太阳、四白、地仓、颊车、迎香、天枢、血海、足三里、委中、丰隆、太冲。

◉ 操作

（1）患者取仰卧位，施术者立于其一侧。

指推前额：施术者以拇指指腹按压于印堂穴，其余四指并拢放置于头两侧，拇指由印堂穴开始轻柔和缓地沿督脉向神庭穴推揉，注意动作不可过快，共进行20~30遍（图3-19-14）。

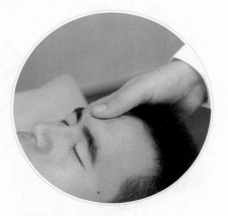

图 3-19-14　指推前额

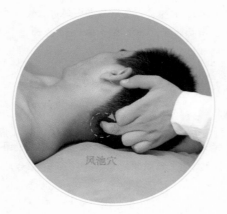

图 3-19-15　勾揉风池穴（例）

勾揉腧穴：施术者用双手中指着力于腧穴，如勾揉风池穴（图3-19-15），力度由轻到重，以患者感到明显酸胀感直至耐受为度，以同样手法施术于风府、翳风等穴，每穴1分钟左右。

指揉头面部：施术者以拇指指腹指揉百会、四神聪、太阳、四白（图3-19-16）、地仓、颊车、迎香各穴，每穴30秒~1分钟。

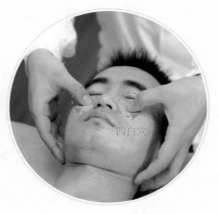

图 3-19-16　指揉四白穴（例）

摇腕：患者五指自然伸直，掌心朝下。术者双手合握其手掌部，以两手拇指分按于腕背侧，余指端扣于大小鱼际部，两手臂协调用力，在稍牵引情况下做腕关节的环形摇转运动。操作10~20圈（图3-19-17）。

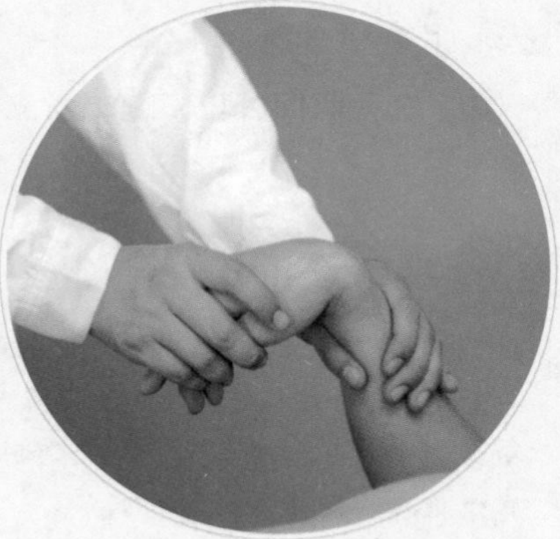

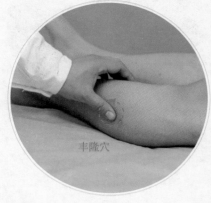

图 3-19-17　摇腕

指揉诸穴：施术者以拇指指腹着力，指揉天枢、血海、足三里、丰隆（图3-19-18）、太冲，力度以患者感到明显酸胀直至耐受为度，每穴操作30秒~1分钟。

丰隆穴

图 3-19-18　指揉丰隆穴（例）

（2）患者俯卧位，施术者立于其右侧。

扳腰背：施术者以掌指关节扳法施术于患者腰背部，方向由腰骶部至肩部（图3-19-19），力度由轻到重，继而于腰椎两侧施以指间关节扳法（图3-19-20），操作时间为5分钟左右。

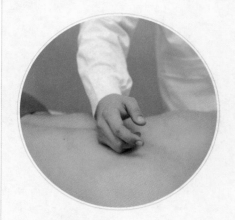

图 3-19-19　扳背部

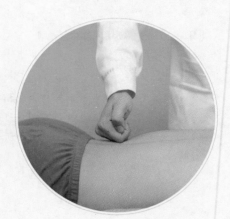

图 3-19-20　扳腰椎两侧

拿下肢：施术者以拇指和四指指腹着力，自患侧臀部沿大腿至小腿跟腱，反复操作5~10遍（图3-19-21）。

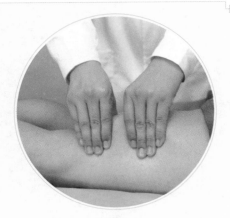

图3-19-21　拿下肢

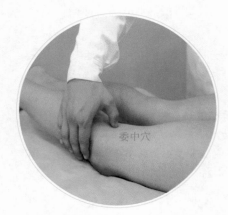

图3-19-22　点按委中穴

点按委中穴：施术者以拇指指端着力，垂直向下施力点按，力量由轻到重，以患者耐受为度，操作每侧1分钟左右（图3-19-22）。

（3）患者取坐位，施术者站于其右侧。

拿揉上肢：用拇指与其他手指相对用力，拿揉并用，从肩部直至腕上结束，以重点拿揉手太阴肺经及手阳明大肠经为主，每侧反复操作3~5遍（图3-19-23）。

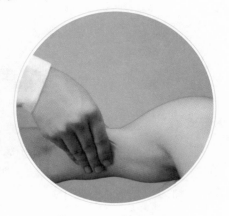

图3-19-23　拿揉上肢

搓上肢：施术者以双手相对用力，夹持患者上肢，由上臂向前臂方向行快速来回搓揉，共操作3~5遍（图3-19-24）。

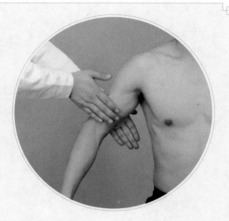

图 3-19-24　搓上肢

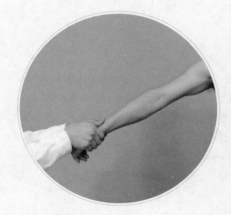

抖上肢：施术者握住患者患侧腕关节，牵引上肢向前方抬起60°左右，通过前臂带动，使肢体产生小幅度的上下抖动，并使抖动所产生的抖动波似波浪般地传递到肩部，共操作1分钟左右（图3-19-25）。

图 3-19-25　抖上肢

气虚血瘀

◎ 处方

手法：推法、摩法、摇法、拍法、按揉法、捏脊法、拿法、拿揉法。

部位：百会、四神聪、太阳、四白、地仓、颊车、迎香、气海、大椎、长强、血海、足三里、委中。

操作

（1）患者取仰卧位，施术者立于其一侧。

指揉头面部穴位：施术者坐在患者头端，先用拇指或中指指腹着力，指揉百会、四神聪、太阳、四白、地仓（图3-19-26）、颊车、迎香各穴，每穴30秒~1分钟左右。

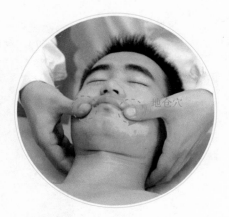

图3-19-26　指揉地仓穴（例）

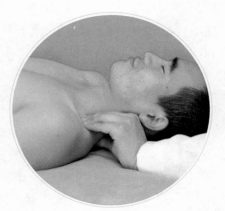

图3-19-27　拿肩部

拿肩部：施术者双手拇指与其余四指相对用力，行肩部提拿2~3分钟（图3-19-27）。

摩腹：施术者位于患者左侧，以手掌掌面着力，沿腹部做顺时针运动的摩法，以患者腹部感到温热为宜（图3-19-28）。

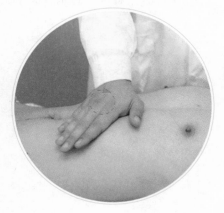

图3-19-28　摩腹

指揉诸穴：施术者以拇指指腹着力，顺时针按揉气海（图3-19-29）、血海、足三里，力度由轻到重，以患者感到明显酸胀感为宜，每穴操作1分钟左右。

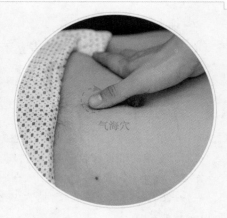

图3-19-29　指揉气海穴（例）

摇髋：受术者仰卧位，术者立于其右侧，术者一手扶按于其屈曲的膝关节前部，另一手握住足踝部将髋膝关节屈曲成直角，然后两手做协调运动，使其髋关节做被动环转运动（图3-19-30）。

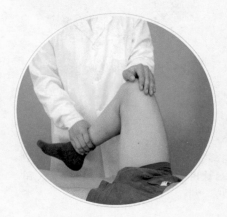

图3-19-30　摇髋

（3）患者俯卧位，施术者立于其右侧。

按揉足太阳膀胱经：施术者以手掌大鱼际或掌根着力于患者背部足太阳膀胱经，施以按揉法，操作方向由腰骶至肩部，以患者局部出现明显酸胀感为度，每侧各操作3~5遍（图3-19-31）。

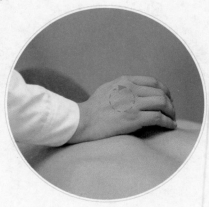

图3-19-31　按揉足太阳膀胱经

捏脊法：施术者以双手捏起背部两侧足太阳膀胱经皮肤，双手交替自腰骶部向肩背部行捏脊法，共操作8~10遍，可行捏三提一法，操作结束后脊柱两侧皮肤出现两条平行的红线（图3-19-32）。

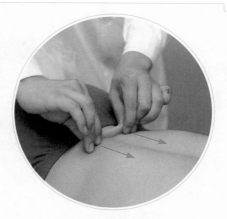

图 3-19-32　捏脊法

拿下肢：施术者以拇指和四指指腹着力，自患侧臀部沿大腿至跟腱，用拿法操作（图3-19-33），反复操作5~10遍，点按委中穴（图3-19-34）1分钟左右。

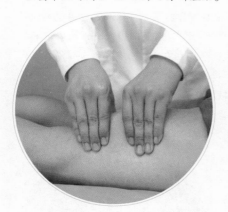

图 3-19-33　拿下肢

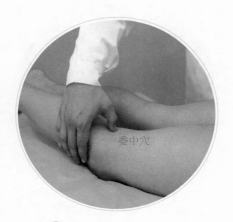

委中穴

图 3-19-34　点按委中穴

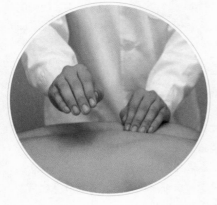

图 3-19-35　拍足太阳膀胱经

拍足太阳膀胱经：施术者五指并拢，掌指关节自然微屈，使掌心空虚，双手交替以有弹性的巧劲平稳地沿足太阳膀胱经循行方向自上而下拍击，动作稍快，共操作5~10遍（图3-19-35）。

心肾阳虚

◎ **处方**

手法：擦法、振法、㨰法、拍法、按揉法、拿揉法。

部位：膻中、中脘、气海、关元、心俞、肾俞、腰阳关、命门、八髎、委中。

◎ **操作**

（1）患者仰卧位，施术者立于其右侧。

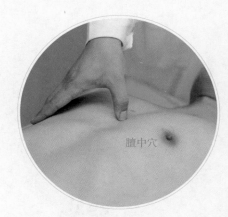

点按及擦膻中穴：施术者以拇指指端着力于膻中穴（图 3-19-36），施以沉稳点按 1 分钟左右；继而在操作部位涂抹具有药用且有润滑作用的介质，施术者以小鱼际于胸部膻中穴，做上下往返的摩擦（图 3-19-37），力度适中，以局部皮肤发红深层透热为度。

图 3-19-36　点按膻中穴

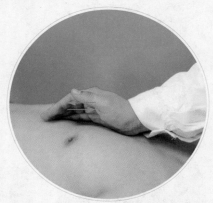

图 3-19-37　擦膻中穴

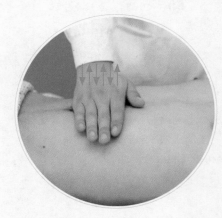

掌振腹部：施术者以手掌着力于腹部，于患者呼气时腹部下沉的同时，以手掌振动带动腹部组织器官，共操作 3 分钟左右（图 3-19-38）。

图 3-19-38　掌振腹部

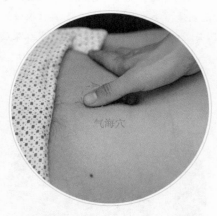

指揉诸穴：施术者以拇指指腹着力于穴位，指揉中脘、气海（图3-19-39）、关元，待患者有明显得气感后每穴维持1分钟左右。

图 3-19-39　指揉气海穴（例）

（2）患者俯卧位，施术者立于其右侧。

滚及点按腰背：施术者以掌指关节滚法施术于患者腰背部（图3-19-40），方向由肩部向腰骶部，力度由轻到重，每侧3~5遍；于腰椎两侧施以指间关节滚法，最后以拇指指端着力于肾俞（图3-19-41）、腰阳关、命门施以点法，操作时间为5分钟左右。

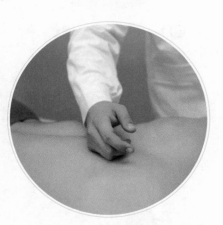

图 3-19-40　滚腰背

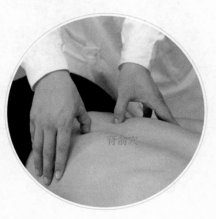

图 3-19-41　点按肾俞穴（例）

擦腰背：在操作部位涂抹具有药用且有润滑作用的介质，施术者手指伸平掌面着力于背部足太阳膀胱经，沿肩部至腰骶部方向行往返快速擦法（图3-19-42），再横擦腰骶部（图3-19-43），重点作用于心俞、肾俞、腰阳关、命门、八髎，以局部皮肤发红深层透热为度。

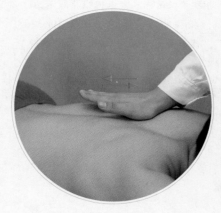

图 3-19-42　擦足太阳膀胱经

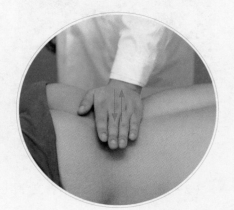

图 3-19-43　横擦腰骶部

拿下肢及点按委中穴：施术者以拇指和四指指腹着力，自患侧臀部沿大腿至跟腱拿法操作（图3-19-44），反复操作约3~5遍，点按委中穴（图3-19-45）1分钟左右。

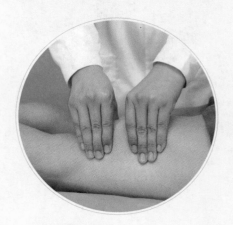

图 3-19-44　拿下肢

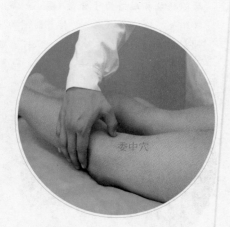

图 3-19-45　点按委中穴

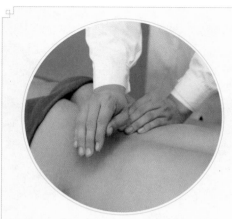

拍肾俞：施术者五指并拢，掌指关节自然微屈，使掌心空虚，双手交替以有弹性的巧劲平稳地拍击肾俞，动作不宜过快，共操作 1 分钟左右（图 3-19-46）。

图 3-19-46　拍肾俞

附

篇

第一节　月经不调

概述

月经不调，是指月经周期、经期、经量、经色等发生改变，并可伴有其他症状。常见的有经行先期、经行后期、经行先后无定期、月经过多、月经过少、经期延长、经间期出血等。月经不调是妇科常见疾病，可能会引发不孕、妇科炎症、头痛等症，对女性的身体和身心健康有严重的影响。月经不调还可导致皮肤病，常见有色斑、暗疮等。

病因病机

月经的产生，是肾—天癸—冲任—子宫相互调节，并在全身脏腑、经络、气血的协调作用下，子宫定期藏泻的结果。本病常见原因有感受六淫、内伤七情，或先天不足，后天劳逸失度、房劳多产、饮食不节、跌仆创伤，使脏腑功能失常，气血失调，致阴阳愆伏，冲任督带损伤。

（一）血热

素体阳盛，肝火易动；或情志抑郁，郁久化火；或过食辛温助阳之品；或感受火热之邪。热扰冲任，迫经妄行，致月经先期，经血量增多。

素体阴虚，或久病伤阴，水亏火旺，虚火内炽，扰动血海，而致崩漏。

（二）脾虚

素体脾胃虚弱；或饮食劳倦，思虑过度，伤及脾气，气虚下陷，统摄无权，冲任不固，致月经先期而至。

脾虚致气血生化无源，血海空虚，不能按时满盈，月经因此延期。

（三）肾虚

先天肾气不足，或房事不节，耗伤肾气，或绝经后肾气渐衰，致肾失封藏，冲任失摄，功能紊乱，血海蓄溢失常，经行失期。

（四）血瘀

情志抑郁，或产后复感外邪，阻滞经络，瘀血内留，致新血不循经，发为崩漏。

（五）宫寒

经期产后，冒雨涉水，或过食生冷，寒邪内侵，寒邪客于冲任，血为寒凝，经脉阻滞，致月经后期。

素体阳气虚弱，或久病伤阳，命门火衰，气血运行不得温煦而迟滞，经血不能按时下泻而后期。

辨 证 分 型

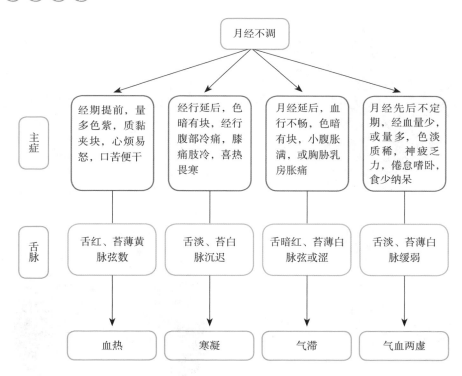

图 4-1-1　月经不调辨证分型

血 热

◎ **处方**

手法：点法、摩法、擦法、按揉法。

部位：神门、曲池、大椎、中脘、气海、关元、中极、脾俞、肝俞、肾俞、命门、八髎、血海、足三里、阴陵泉、三阴交、涌泉、足太阳膀胱经。

◎ **操作**

（1）患者仰卧位，施术者立于其右侧。

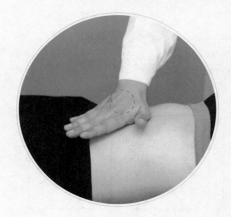

图 4-1-2 摩腹

摩腹：施术者用手掌掌面顺时针摩于腹部，动作轻柔和缓，操作时间为 5~10 分钟（图 4-1-2）。

按揉诸穴：施术者用拇指指腹按揉曲池、神门、中脘（图 4-1-3）、气海、关元、中极、血海、足三里、阴陵泉、三阴交穴，待患者有轻微酸胀感后改为指端点按（图 4-1-4），点按时由轻到重，以穴位局部出现明显酸胀感为度，操作时间为每穴 1 分钟左右。

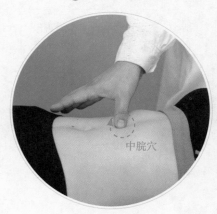

图 4-1-3 按揉中脘穴（例）

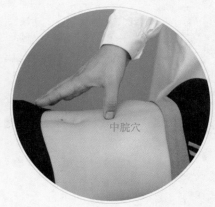

图 4-1-4 点按中脘穴（例）

擦涌泉穴：在操作部位涂抹具有润滑作用的介质，施术者用大鱼际擦涌泉穴，以局部深层透热为度（图4-1-5）。

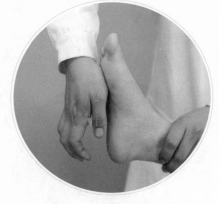

图 4-1-5　擦涌泉穴

（2）患者俯卧位，施术者立于其右侧。

掌擦腰骶部：施术者用拇指指腹按揉命门（图4-1-6）、八髎穴，在腰骶部位涂抹具有药用且有润滑作用的介质，行快速摩擦（4-1-7），以局部皮肤发红深层透热为度。

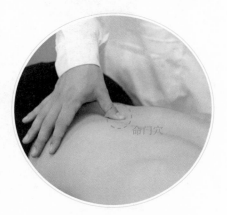

命门穴

图 4-1-6　按揉命门穴（例）

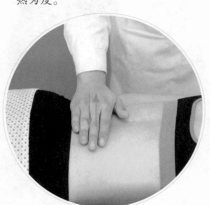

图 4-1-7　横擦腰骶部

按揉足太阳膀胱经：施术者用掌根按揉背部足太阳膀胱经，重点作用于脾俞、肝俞、肾俞，操作时间为5分钟左右（图4-1-8）。

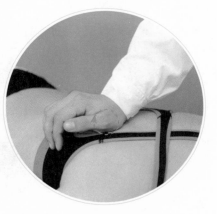

图 4-1-8　按揉足太阳膀胱经

（3）患者坐位，施术者立于其身后。

拿揉颈肩部：用拇指与其他手指相对用力，拿揉并用，从风池向颈根部移动（图4-1-9），继而肩部提拿（图4-1-10），每侧反复操作3~5遍。

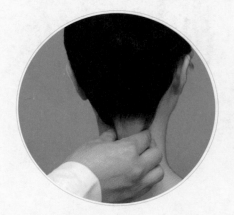

图 4-1-9　拿揉颈部

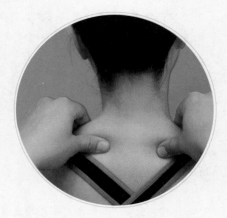

图 4-1-10　拿揉肩部

擦大椎穴：施术者用手掌小鱼际着力于大椎穴，行快速往返擦法，以局部皮肤发红深层透热为度（图4-1-11）。

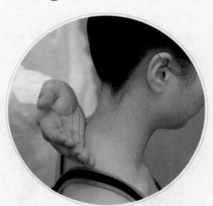

图 4-1-11　擦大椎穴

寒　凝

⊛ **处方**

手法：摩法、推法、擦法、点法、按揉法。

部位：中脘、气海、关元、中极、足三里、三阴交、血海、阴陵泉、脾俞、肾俞、命门、八髎。

◎ 操作

（1）患者仰卧位，施术者立于其右侧。

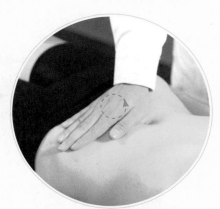

摩小腹：施术者用手掌掌面逆时针摩于小腹部，动作轻柔，操作时间为5分钟左右（图4-1-12）。

图 4-1-12　摩小腹

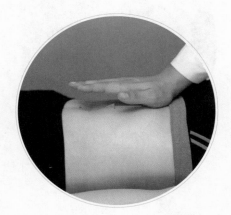

图 4-1-13　掌推腹部任脉

掌推腹部任脉：施术者用手掌掌面着力于腹部任脉，沿中脘至中极方向行推法，共操作5~10遍左右（图4-1-13）。

点按诸穴：施术者用拇指指端着力于腹部中脘（图4-1-14）、气海、关元、中极、足三里、三阴交、血海、阴陵泉穴，行点按法，点按时由轻到重，以穴位局部出现明显酸胀感为度，操作时间为每穴1分钟左右。

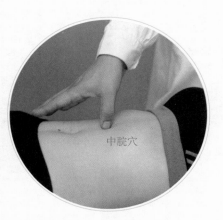

中脘穴

图 4-1-14　点按中脘穴（例）

（2）患者俯卧位，施术者立于其右侧。

滚腰背：施术者以第五掌指关节滚法作用于患者腰椎两旁，操作时频率稍快，操作时间为3分钟左右（图4-1-15）。

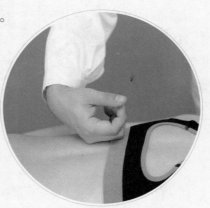

图 4-1-15　滚腰背

按揉腰背部穴位：施术者用拇指指腹按揉脾俞、肾俞（图4-1-16）、命门、八髎穴，待患者微有酸胀感后改为指端点按（图4-1-17），至穴位局部有明显酸胀感为度，共操作约3分钟。

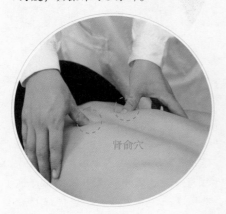

图 4-1-16　按揉肾俞穴（例）

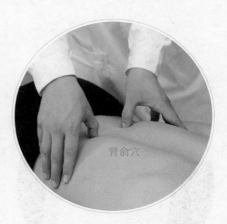

图 4-1-17　点按肾俞穴（例）

横擦腰骶部：在操作部位涂抹具有药用且有润滑作用的介质，施术者以手掌掌面着力于患者腰骶部，行快速往返摩擦，以局部皮肤发红深层透热为度（图4-1-18）。

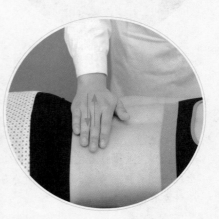

图 4-1-18　横擦腰骶部

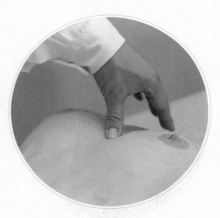

气 滞

◎ 处方

手法：点法、摩法、擦法、按揉法、揉拨法。

部位：膻中、中脘、期门、章门、气海、关元、中极、脾俞、肝俞、肾俞、命门、八髎、血海、阴陵泉、足三里、三阴交、太冲、涌泉。

◎ 操作

（1）患者仰卧位，施术者立于其右侧。

点按膻中、太冲穴：施术者用拇指指端点按膻中（图4-1-19）、太冲穴，以穴位局部出现明显酸胀感为度，操作时间为1分钟左右。

图4-1-19 点按膻中穴（例）

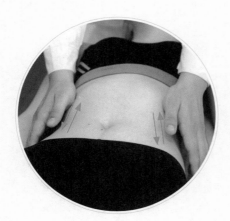

掌擦两胁肋：在操作部位涂抹具有药用且有润滑作用的介质，施术者用双手掌掌面往返斜擦两侧胁肋部，以患者自觉气机舒畅为度，共操作约2分钟（图4-1-20）。

图4-1-20 掌擦两胁肋

摩小腹：施术者用手掌掌面逆时针摩于小腹部，动作轻柔，操作时间为10~15分钟（图4-1-21）。

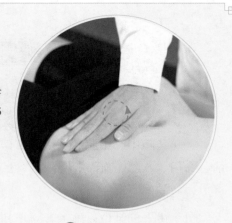

图 4-1-21　摩小腹

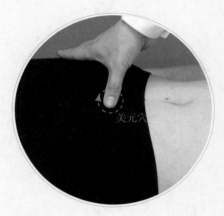

图 4-1-22　按揉关元穴（例）

按揉诸穴：施术者以拇指指腹着力于章门、期门、中脘、气海、关元（图4-1-22）、中极穴，行按揉法，以穴位局部出现明显酸胀感为度，操作时间为每穴1分钟左右。

点按下肢穴位：施术者拇指指端点按血海、足三里（图4-1-23）、三阴交、阴陵泉穴，以穴位局部出现明显酸胀感为度，操作时间为每穴1分钟左右。

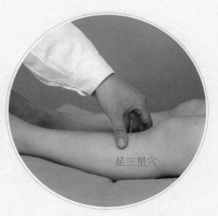

图 4-1-23　点按足三里穴（例）

（2）患者俯卧位，施术者立于其右侧。

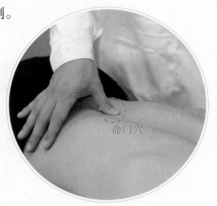

　　按揉腰骶部穴位：施术者用拇指指腹按揉肝俞、脾俞、肾俞、命门（图4-1-24）、八髎穴，使其有明显酸胀感为度，共操作约2分钟。

图4-1-24　按揉命门穴（例）

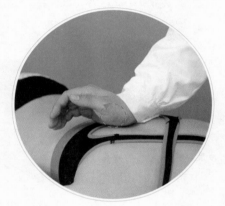

　　揉拨足太阳膀胱经：施术者用手掌掌根沿背部足太阳膀胱经沿肩部至腰骶部方向行揉拨手法，掌根下有明显滚动感，共操作3~5遍（图4-1-25）。

图4-1-25　揉拨足太阳膀胱经

气血两虚

◎ **处方**

　　手法：振法、摩法、擦法、点法、按揉法。

　　部位：中脘、气海、关元、中极、脾俞、胃俞、肝俞、肾俞、命门、八髎、血海、阴陵泉、足三里、三阴交。

◎ **操作**

　　（1）患者仰卧位，施术者立于其右侧。

摩小腹：施术者用手掌掌面顺时针摩
于小腹部，动作轻柔，操作时间为 10~15
分钟（图 4-1-26）。

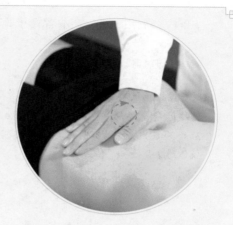

图 4-1-26　摩小腹

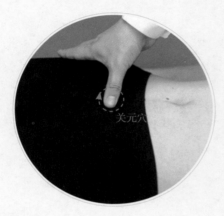

图 4-1-27　按揉关元穴（例）

按揉诸穴：施术者以拇指指腹着力于
腹部中脘、气海、关元（图 4-1-27）、中
极穴，行按揉法，以穴位局部出现明显酸
胀感为度，操作时间为每穴 1 分钟左右。

掌振关元穴：施术者用擦热之掌面着
力于关元穴，施以掌振法，共操作约 1~2
分钟（图 4-1-28）。

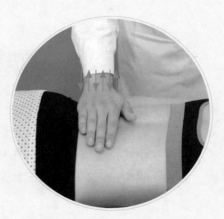

图 4-1-28　掌振关元穴

点按下肢穴位：施术者用拇指指端点按血海、足三里、三阴交（图4-1-29）、阴陵泉穴，以穴位局部出现明显酸胀感为度，操作时间为每穴1分钟左右。

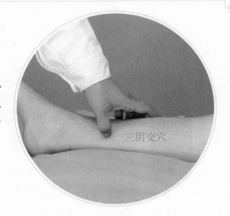

图 4-1-29　点按三阴交穴（例）

（2）患者俯卧位，施术者立于其右侧。

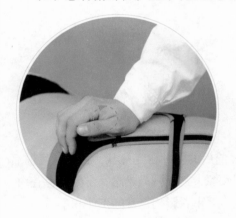

按揉足太阳膀胱经：施术者用掌根按揉背部足太阳膀胱经，重点作用于脾俞、肝俞、肾俞，操作时间为5分钟左右（图4-1-30）。

图 4-1-30　按揉足太阳膀胱经

按揉腰背部穴位：施术者用拇指指腹按揉脾俞（图4-1-31）、胃俞、肾俞、命门、八髎穴，使其有明显酸胀感为度，共操作2分钟左右。

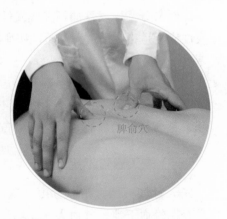

图 4-1-31　按揉脾俞穴（例）

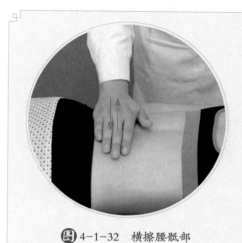

横擦腰骶部：在操作部位涂抹具有药用且有润滑作用的介质，施术者用掌擦法施于腰骶部，以局部皮肤发红深层透热为度（图4-1-32）。

图 4-1-32　横擦腰骶部

第二节　痛经

概述

　　痛经又称为经行腹痛，是妇女在行经前后的一种自觉症状，指在行经前后或正值行经期间，出现小腹疼痛，或痛引腰骶，甚至剧痛难忍，常伴面色苍白、头面冷汗淋漓、手足厥冷、呕吐泛恶等症，严重者影响正常的工作和生活。

　　痛经又分为原发性痛经和继发性痛经，本节推拿手法适用于原发性痛经，原发性痛经是指生殖道无器质性病变的月经疼痛，多见于未婚和未孕女性。

病因病机

　　中医认为痛经主要由先天禀赋不足、外感六淫、情志因素、起居不慎等引起，且与行经前后胞宫、冲任的气血变化有关。

（一）先天禀赋不足

　　先天肾气不足，精血亏少，气血虚弱，胞宫、冲任失养，"不荣则痛"，且月经期经血下泄，气血大伤，痛经发作。

（二）外感六淫

经期前后过食生冷、冒雨涉水，导致寒湿之邪伤于下焦，内客胞宫，寒邪与气血相搏，溢泻不畅，导致痛经发作。

（三）情志内伤

素体多抑郁，或情志不畅，肝气郁滞，导致气血运行不畅，月经前期或月经期复伤情志，冲任、胞宫气机阻滞，经血壅滞，"不通则痛"，乃发痛经。

（四）气血虚弱

素体脾胃虚弱，气血生化乏源，或久病大病、大出血后，气血亏虚，冲任胞脉失养，而致痛经。

辨证分型

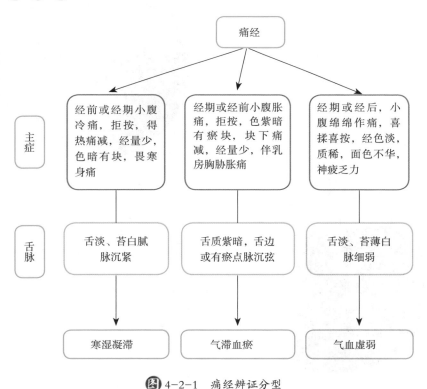

图4-2-1　痛经辨证分型

治疗

寒湿凝滞

◎ 处方

手法：擦法、点法、摩法、擦法、按揉法。

部位：神阙、气海、关元、石门、归来、中极、肾俞、大肠俞、命门、八髎穴、血海、三阴交。

◎ 操作

（1）患者仰卧位，施术者立于其右侧。

掌摩腹部：施术者以手掌掌面着力于腹部，逆时针方向从神阙至中极施术，动作轻柔和缓，操作时间约10分钟（图4-2-2）。

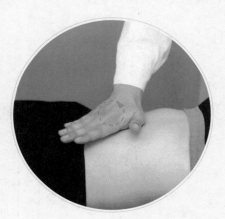

图 4-2-2　掌摩腹部

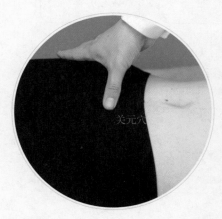

关元穴

图 4-2-3　点按关元穴（例）

点按腹部穴位：施术者用拇指指端点按腹部关元（图4-2-3）、气海、归来、石门、中极，点按时由轻到重，以穴位局部出现明显酸胀感为度，操作时间为每穴1分钟左右。

按揉足太阴脾经诸穴：施术者用拇指指腹着力于血海、三阴交穴（图 4-2-4），行和缓有力的按揉手法，以穴位局部出现明显酸胀感为度，操作时间为每穴 1 分钟左右。

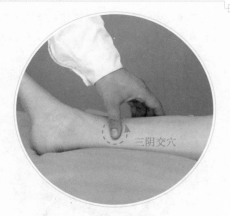

图 4-2-4　按揉三阴交穴（例）

（2）患者俯卧位，施术者立于其右侧。

𢱢腰背：施术者以第 5 掌指关节𢱢法作用于患者腰椎两旁（图 4-2-5），操作时频率稍快，继而换以指间关节𢱢法着力于肾俞（图 4-2-6）、大肠俞等穴处，操作时间每侧为 3 分钟左右。

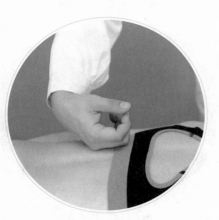

图 4-2-5　𢱢背部

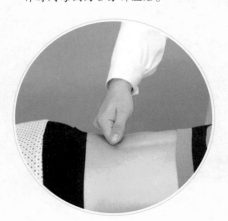

图 4-2-6　𢱢肾俞穴（例）

掌擦督脉、腰骶部：在操作部位涂抹具有药用且有润滑作用的介质，施术者用手掌掌面着力于患者背部督脉，沿着大椎至腰阳关方向行往返擦法（图4-2-7），横擦腰骶部（图4-2-8），以肾俞、命门、八髎穴为重点，以局部皮肤发红深层透热为度。

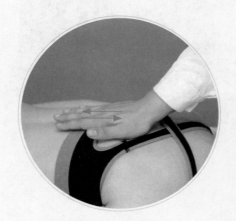

图4-2-7　擦督脉

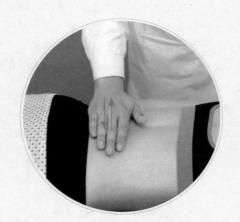

图4-2-8　横擦腰骶部

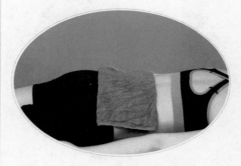

图4-2-9　热敷

热敷：手法结束后，用热毛巾等在肾俞、八髎穴处给予热敷，操作时间为5~10分钟（图4-2-9）。

气滞血瘀

处方

手法：㨰法、摩法、擦法、按揉法。

部位：章门、期门、中脘、神阙、气海、关元、中极、肝俞、膈俞、肾俞、命门、八髎、血海、三阴交、督脉。

◈ 操作

（1）患者仰卧位，施术者立于其右侧。

擦两胁肋：在操作部位涂抹具有药用且有润滑作用的介质，施术者用手掌掌面在两胁肋部沿着肋弓的方向行往返擦法，以患者感觉气机通畅为度，操作时间为1分钟左右（图4-2-10）。

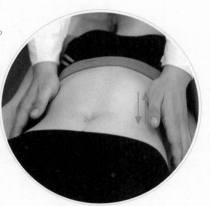

图 4-2-10　擦两胁肋

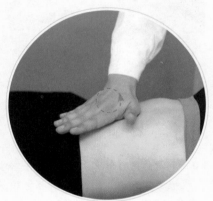

图 4-2-11　摩腹

摩腹：施术者以手掌掌面着力于腹部，逆时针方向施以摩法，范围从神阙至中极穴，动作轻柔和缓，力量深透，操作时间约10分钟（图4-2-11）。

按揉诸穴：施术者用拇指指腹着力于章门、期门、中脘、气海、关元、血海、三阴交（图4-2-12）等穴位，行按揉法，以穴位局部出现明显酸胀感为度，操作时间为每穴1~2分钟。

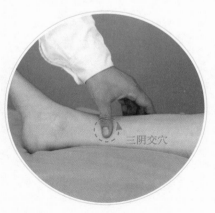

图 4-2-12　按揉三阴交穴（例）

（2）患者俯卧位，施术者立于其右侧。

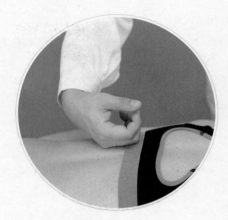

擦腰背：施术者以第 5 掌指关节擦法作用于患者腰背部，操作时频率稍快，操作时间为 3 分钟左右（图 4-2-13）。

图 4-2-13　擦腰背

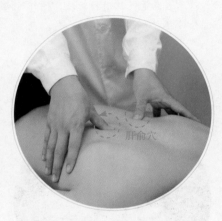

图 4-2-14　按揉肝俞穴（例）

按揉背部腧穴：施术者用拇指指腹着力于肝俞（图 4-2-14）、膈俞，行按揉法，以穴位局部出现明显酸胀感为度，操作时间为每穴 1~2 分钟。

掌擦督脉、腰骶部：在操作部位涂抹具有药用且有润滑作用的介质，施术者用手掌掌面着力于患者背部督脉，沿大椎至腰阳关方向行往返快速摩擦（图 4-2-15），横擦腰骶部（图 4-2-16），以肾俞、命门、八髎穴为重点，以局部皮肤发红深层透热为度。

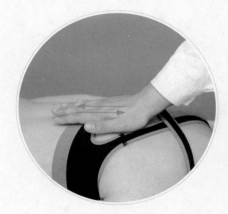

图 4-2-15　掌擦督脉

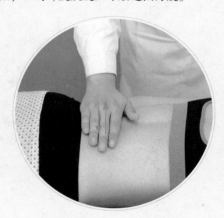

图 4-2-16　横擦腰骶部

气血两虚

处方

手法：摩法、擦法、拿揉法、按揉法。

部位：中脘、神阙、气海、关元、中极、脾俞、胃俞、三焦俞、肾俞、命门、血海、三阴交、足三里。

操作

（1）患者仰卧位，施术者立于其右侧。

掌摩腹部：施术者以手掌掌面着力于腹部，逆时针方向施以摩法，范围从神阙至中极穴，动作轻柔和缓，力量深透，操作时间约10~15分钟（图4-2-17）。

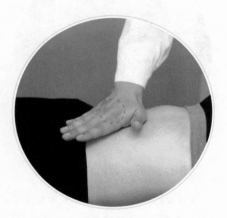

图 4-2-17　掌摩腹部

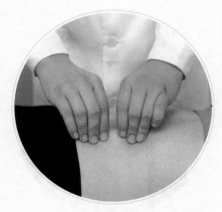

图 4-2-18　拿揉腹肌

拿揉腹肌：施术者用拇指与其余四指相对，沿着任脉方向，将腹部肌肉向上提起，拿揉6~10次（图4-2-18）。

按揉诸穴：施术者用拇指指腹着力于血海、三阴交、足三里穴（图4-2-19），行和缓有力的按揉手法，以穴位局部出现酸胀感为度，操作时间为每穴1分钟左右。

（2）患者俯卧位，施术者立于其右侧。

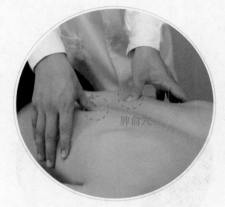

图 4-2-19　按揉足三里穴（例）

按揉背部腧穴：施术者拇指指腹着力于脾俞（图4-2-20）、胃俞、三焦俞穴，行柔和的按揉手法，以穴位局部出现酸胀感为度，操作时间每穴为2分钟左右。

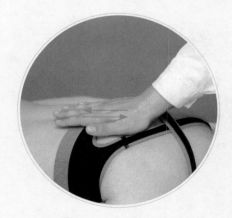

图 4-2-20　按揉脾俞穴（例）

掌擦督脉、腰骶部：在操作部位涂抹具有药用且有润滑作用的介质，施术者以掌面着力于背部督脉，沿腰阳关至大椎穴方向行往返擦法（图4-2-21），横擦腰骶部（图4-2-22），以肾俞、命门为重点，以局部皮肤发红深层透热为度。

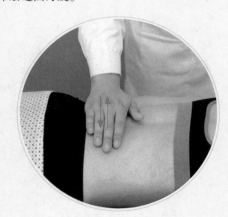

图 4-2-21　掌擦督脉　　　　　图 4-2-22　横擦腰骶部

第三节 急性乳腺炎

（概）（述）

急性乳腺炎是乳腺的急性化脓性感染，多发生于产后哺乳期的妇女，尤其是初产妇更为多见。中医称为"乳痈""奶疖"。疾病初期，乳房胀痛，局部皮肤红、肿、热、痛，硬结明显，伴有寒战、高热等全身症状，治疗不及时或不当出现化脓、溃破等症状。乳痈可分为初期、脓成、已溃三个阶段，推拿疗法一般在乳痈初起尚未成脓时疗效最好。

（病）（因）（病）（机）

（一）乳汁郁积

乳汁郁积是最常见的原因。乳汁排出不畅或余乳存积，致使乳络闭阻，乳汁瘀滞，日久败乳蓄积，化热而成痈肿。

（二）感受外邪

产妇体虚汗出受风，或露胸哺乳外感风邪，或乳儿口中热毒之气侵入乳孔，或毒邪外侵，致乳络瘀滞不通，化热发为乳痈。

（三）肝郁胃热

乳头属足厥阴肝经，若情志不畅，肝气郁结，厥阴之气失于疏泄，乳汁结块而壅滞；乳房属足阳明胃经，产后饮食不节，脾胃运化失司，阳明胃热壅滞，使乳络闭阻不畅，郁而化热，形成乳痈。

辨证分型

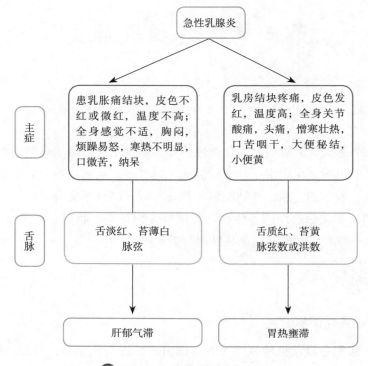

图 4-3-1　急性乳腺炎辨证分型

治疗

肝郁气滞

处方

手法：揉法、推法、点法、摩法、拿揉法、按揉法、揉拨法。

部位：风池、少泽、合谷、肩井、屋翳、膺窗、膻中、天溪、乳根、食窦、期门、章门、中脘、天枢、肝俞、脾俞、厥阴俞、太冲。

◉ 操作

（1）患者仰卧位，施术者立于其右侧。

指揉诸穴：施术者用指揉法施于患乳周围的屋翳、膺窗、膻中（图4-3-2）、天溪、食窦、乳根等穴，以穴位局部出现明显酸胀感为度，操作时间为每穴30秒~1分钟。

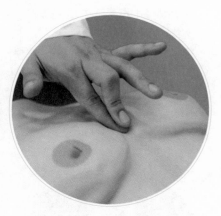

图4-3-2　指揉膻中穴（例）

推揉乳房：施术者用掌推法自乳根向乳头方向推进15~20次（图4-3-3），再用一手托起乳房，另一手用拇、食指和中指轻轻捏住乳头进行揉拉（图4-3-4），反复数次至乳腺内有液体流出，使蓄乳流出最好。

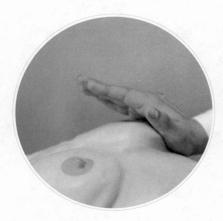

图4-3-3　推乳房

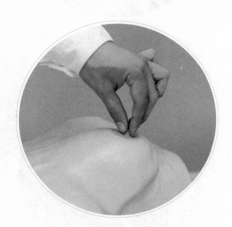

图4-3-4　揉拉乳头

揉摩腹部：施术者用手掌逆时针摩腹部（图4-3-5），约3分钟；再用掌揉法施于腹部（图4-3-6），动作轻柔，约3分钟；点按中脘（图4-3-7）、天枢、期门、章门等穴，以局部穴位出现酸胀感为度，操作时间为每穴30秒~1分钟。

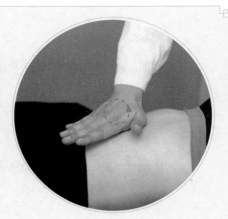

图 4-3-5　摩腹

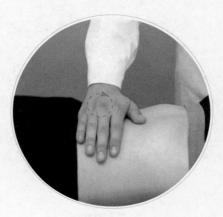

图 4-3-6　揉腹

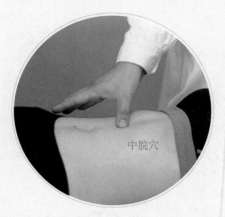

图 4-3-7　点按中脘穴（例）

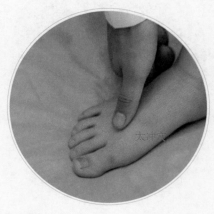

图 4-3-8　点按太冲穴（例）

点按诸穴：施术者用拇指指端着力于少泽、合谷、太冲穴（图4-3-8），行点按手法，重点点按太冲穴，以穴位局部出现明显酸胀感为度，操作时间为每穴30秒~1分钟左右。

（2）患者俯卧位，施术者立于其右侧。

按揉诸穴：施术者用拇指指腹按揉肝俞、脾俞（图4-3-9）、厥阴俞，以穴位局部出现明显酸胀感为度，操作时间为每穴2分钟左右。

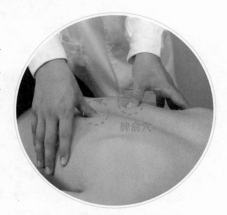

图4-3-9　按揉脾俞穴（例）

揉拨足太阳膀胱经：施术者用手掌掌根沿背部足太阳膀胱经由肩部至腰骶部揉拨手法，掌根下有明显滚动感，反复操作3~5遍（图4-3-10）。

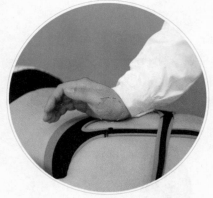

图4-3-10　揉拨足太阳膀胱经

（3）患者坐位，施术者立于其身后。

拿揉颈肩：施术者用拇指按揉风池穴，再沿颈椎从上至下作用于颈椎两侧（图4-3-11），约5分钟；施术者拇指与其余四指相对，拿揉风池、肩井穴，以穴位局部出现明显酸胀感为度，操作时间为每穴2分钟左右（图4-3-12）。

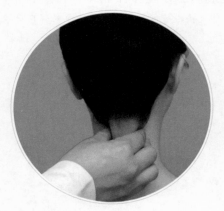

图4-3-11　拿揉颈部

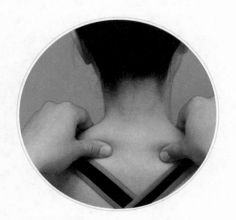

图4-3-12　拿揉肩部

胃热壅滞

处方

手法：揉法、推法、摩法、点法、搓法、按揉法、拿揉法。

部位：风池、肩井、少泽、合谷、屋翳、膺窗、膻中、天溪、食窦、乳根、中脘、天枢、气海、脾俞、胃俞、三焦俞。

操作

（1）患者仰卧位，施术者立于其右侧。

指揉患乳诸穴：施术者用拇指指腹或掌根向头部方向逆推膻中穴20次（图4-3-13），然后用指揉法施于患乳周围的屋翳、膺窗、膻中（图4-3-14）、天溪、食窦、乳根等穴，以穴位局部出现明显酸胀感为度，操作时间为每穴30秒~1分钟。

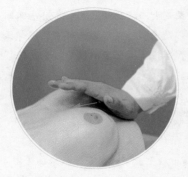
图4-3-13　逆推膻中穴（例）

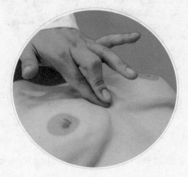
图4-3-14　指揉膻中穴（例）

推揉乳房：施术者用掌推法自乳根向乳头方向推进15~20次（图4-3-15），再用一手托起乳房，另一手用拇、食指和中指轻轻捏住乳头进行揉拉，反复数次至乳腺内有液体流出（图4-3-16），使蓄乳流出最好。

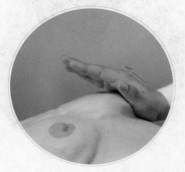
图4-3-15　推乳房

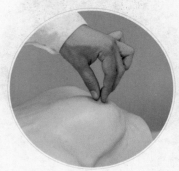
图4-3-16　揉拉乳头

揉摩腹部：施术者用手掌逆时针摩腹部（图4-3-17），约3分钟；再用揉法施于腹部（图4-3-18），动作沉稳，约3分钟；按揉中脘（图4-3-19）、天枢、气海等穴，以穴位局部出现明显酸胀感为度，操作时间为每穴30秒~1分钟。

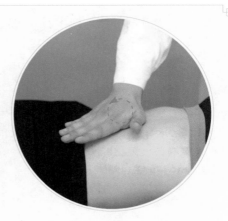

图 4-3-17　摩腹

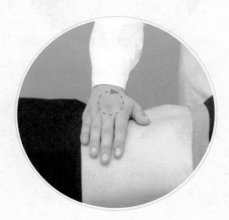

图 4-3-18　揉腹

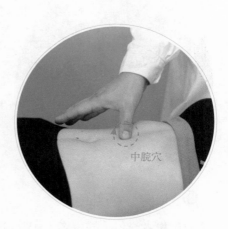

中脘穴

图 4-3-19　按揉中脘穴（例）

点按诸穴：施术者用拇指指端着力于少泽、合谷穴（图4-3-20），行点按手法，以穴位局部出现明显酸胀感为度，操作时间为每穴30秒~1分钟。

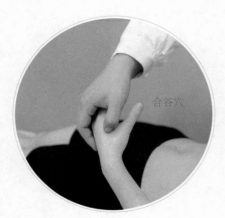

合谷穴

图 4-3-20　点按合谷穴（例）

（2）患者俯卧位，施术者立于其右侧。

直推足太阳膀胱经：施术者用手掌掌面着力于背部足太阳膀胱经，沿足太阳膀胱经循行方向行掌推法，共操作5~10遍（图4-3-21）。

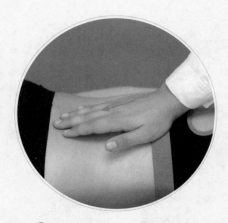

图 4-3-21　直推足太阳膀胱经

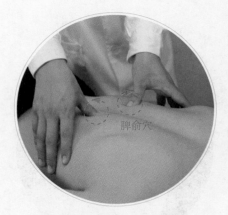

图 4-3-22　指揉脾俞穴（例）

指揉诸穴：施术者用拇指指腹着力于脾俞（图4-3-22）、胃俞、三焦俞，行均匀和缓的按揉手法，以穴位局部出现明显酸胀感为度，操作时间为每穴1分钟左右。

（3）患者坐位，施术者立于其身后。

擦肩背部：施术者用掌指关节着力于肩峰端，向大椎穴移动，继而沿肩胛内侧缘向下至肩胛下角结束，操作时频率稍快，操作3~5遍（图4-3-23）。

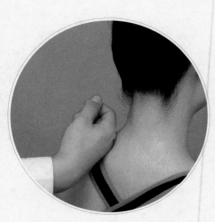

图 4-3-23　擦肩背部

拿揉颈肩：施术者用拇指按揉风池穴，再沿颈椎从上至下作用于颈椎两侧（图4-3-24），约5分钟；施术者拇指与其余四指相对，拿揉风池、肩井穴（图4-3-25），操作时间为每穴1分钟左右。

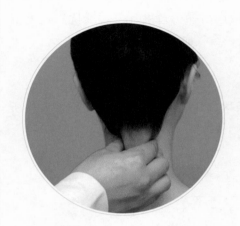

图 4-3-24　拿揉颈部

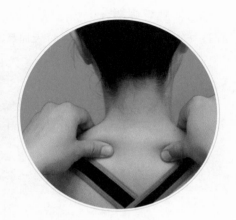

图 4-3-25　拿揉肩部

第四节　缺乳

概述

　　缺乳，又称为"乳汁不足""乳汁不行"或"产后乳无汁"，是指产妇在哺乳期内，乳汁少或者乳汁全无，不能满足喂养婴儿。产后缺乳多发生在产后2~3天或半个月内，也可发生在整个哺乳期内。多见于新产妇。

　　母乳中含有多种免疫物质和营养物质，对于提高新生儿免疫力十分重要，所以产妇产后缺乳对于新生儿和婴儿生长发育有很大的影响。

病因病机

　　《景岳全书·妇人规》云："妇人乳汁，乃冲任气血所化，故下则为经，上则为乳。"乳汁由血所化，赖气运行，气血源于脾胃，又靠肝气的疏泄与调节，故缺乳主要病机是气血化源不足和肝气郁结，乳汁运行受阻。

（一）气血虚弱

素体脾胃虚弱，中焦之气不足，或产后操劳过度耗气，或忧思过度伤脾，导致化源不足；产妇产时失血耗气，致气血亏虚，乳汁不足。

（二）肝郁气滞

素体抑郁或产后情志失常，肝失条达，气机不畅，或产后失血使肝失所养，肝气郁结，导致乳脉闭阻，乳汁不下。

辨 证 分 型

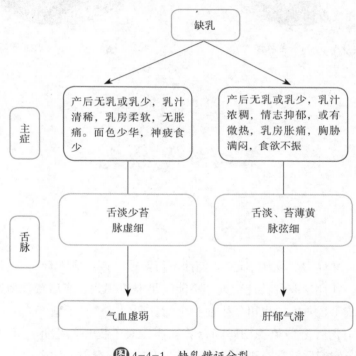

图4-4-1　缺乳辨证分型

气血虚弱

处方

手法：推法、擦法、点法、拿揉法、按揉法、揉拨法。

部位：内关、少泽、膻中、乳根、中脘、天枢、膈俞、脾俞、胃俞、三焦俞、肾俞、命门、血海、足三里、三阴交。

操作

（1）患者仰卧位，施术者立于其右侧。

点按乳房部穴位：施术者用拇指指端轻柔点按膻中（图4-4-2）、乳根，以穴位局部出现轻微酸胀感为度，操作时间为每穴30秒~1分钟。

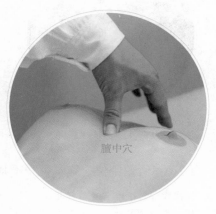

图 4-4-2　点按膻中穴（例）

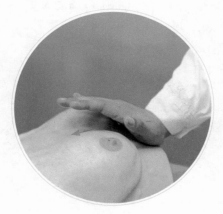

推任脉：施术者用手掌掌面由膻中穴直推至天突穴，反复10遍左右，动作缓慢轻柔（图4-4-3）。

图 4-4-3　推任脉

拿揉乳房：施术者以五指指腹轻柔和缓地拿揉两侧乳房，反复操作约3分钟（图4-4-4）。

按揉腹部：施术者用双手掌掌面逆时针按揉腹部3分钟后（图4-4-5），再以拇指指端点按内关、少泽、中脘（图4-4-6）、天枢、血海、足三里、三阴交穴，以穴位局部出现明显酸胀感为度，操作时间为每穴1分钟左右。

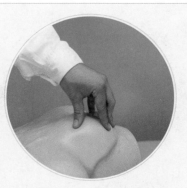

图4-4-4　拿揉乳房

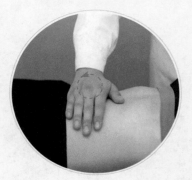

图4-4-5　按揉腹部

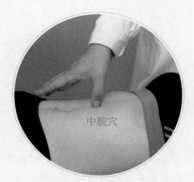

中脘穴

图4-4-6　点按中脘穴（例）

（2）患者俯卧位，施术者立于其右侧。

按揉背俞穴：施术者用拇指指腹按揉患者背部膈俞、脾俞、胃俞（图4-4-7）、三焦俞，待患者微有酸胀感后改为指端点按（图4-4-8），至穴位局部有明显酸胀感为度，操作时间为每穴1分钟左右。

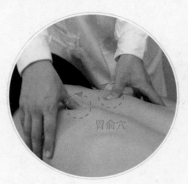

胃俞穴

图4-4-7　按揉胃俞穴（例）

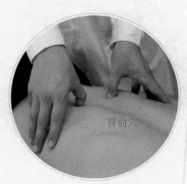

胃俞穴

图4-4-8　点按胃俞穴（例）

揉拨足太阳膀胱经：施术者用手掌掌根沿背部足太阳膀胱经由肩部至腰骶部揉拨，掌根下有明显滚动感，反复操作3~5遍（图4-4-9）。

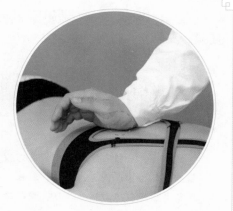

图 4-4-9　揉拨足太阳膀胱经

擦腰背部：在操作部位涂抹具有药用且有润滑作用的介质，施术者用手掌顺着脊柱方向掌擦左侧背部脾胃区（图4-4-10），横擦腰骶部（图4-4-11），以肾俞、命门为重点，以局部皮肤发红深层透热为度。

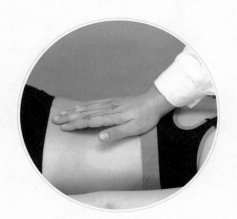

图 4-4-10　擦脾胃区

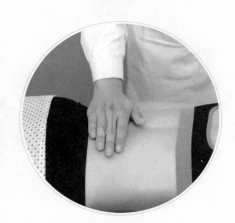

图 4-4-11　横擦腰骶部

肝郁气滞

处方

手法：推法、点法、擦法、拿揉法、按揉法、揉拨法。

部位：内关、少泽、膻中、乳根、章门、期门、肝俞、脾俞、膈俞、阴陵泉、三阴交、行间、太冲。

◎ 操作

（1）患者仰卧位，施术者立于其右侧。

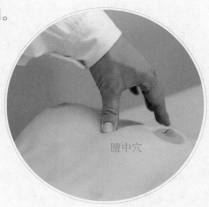

点按乳房部穴位：施术者用拇指指端轻柔点按膻中（图4-4-12）、乳根，以穴位局部出现轻微酸胀感为度，操作时间为每穴30秒~1分钟。

图 4-4-12　点按膻中穴（例）

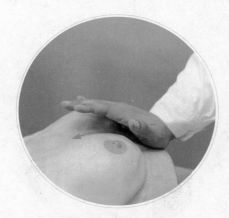

推任脉：施术者用手掌掌面由天突穴直推至膻中穴，动作缓慢轻柔，反复操作10遍左右（图4-4-13）。

图 4-4-13　推任脉

梳刮乳房：施术者以十指张开梳刮两侧乳房，由外周至乳头，操作时间为3分钟左右（图4-4-14）。

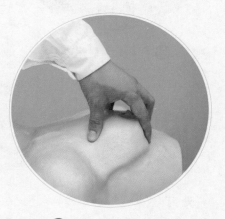

图 4-4-14　梳刮乳房

拿揉乳房：施术者以五指指腹轻柔地拿揉两侧乳房，如此操作20次左右（图4-4-15）。

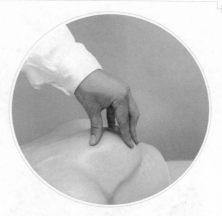

图 4-4-15　拿揉乳房

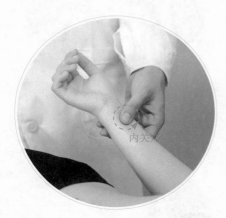

内关穴

图 4-4-16　按揉内关穴（例）

按揉诸穴：施术者用拇指指腹按揉内关（图4-4-16）、少泽、章门、期门、阴陵泉、三阴交、行间、太冲，以穴位局部出现明显酸胀感为度，操作时间为每穴1分钟左右。

擦两胁肋：在操作部位涂抹具有药用且有润滑作用的介质，用手掌掌面在两胁肋部沿着肋弓的方向行擦法，以患者自觉气机舒畅为度，操作时间为1分钟左右（图4-4-17）。

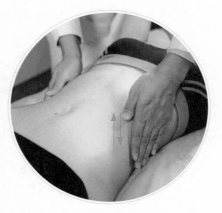

图 4-4-17　擦两胁肋

（2）患者俯卧位，施术者立于其右侧。

按揉背俞穴：施术者用拇指指腹按揉患者背部肝俞（图4-4-18）、脾俞、膈俞，待患者微有酸胀感后改为指端点按（图4-4-19），至穴位局部有明显酸胀感为度，操作时间为每穴1分钟左右。

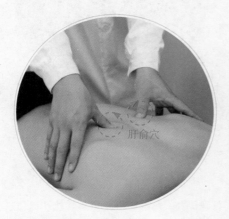

图4-4-18　按揉肝俞穴（例）

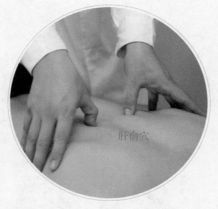

图4-4-19　点按肝俞穴（例）

揉拨足太阳膀胱经：施术者用掌根沿背部足太阳膀胱经由上而下行揉拨法，掌根下有明显滚动感，每侧操作3~5遍（图4-4-20）。

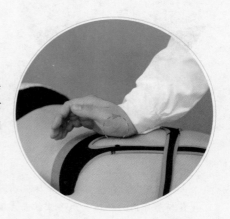

图4-4-20　揉拨足太阳膀胱经

第五节 乳腺囊性增生病

概述

乳腺囊性增生病是指乳房出现形状、数量、大小不一的硬结肿块。中医称为乳癖。乳腺囊性增生病是乳腺实质的良性增生，容易与早期乳腺癌混淆。本病病程长、发展慢，一般无多大痛苦。临床主要表现为乳房胀痛或不痛，有肿块，肿块可单发，也可多发，呈结节状或串珠状，边界不清，硬度中等有韧性，推之可动，较大的囊肿位于近表面时常可触及囊性感，乳房表面、外形正常。部分患者常出现头晕、烦躁、口苦、咽干等症。本病好发于中青年妇女。

病因病机

（一）情志内伤

素体多抑郁，或情志不遂，郁怒太过则伤肝，肝气不舒则气滞，气血凝结乳络；肝气不舒可横逆犯胃，木克脾土，导致脾胃升降失常，此外思虑过度伤脾，脾失健运，痰湿内生，气滞痰凝，气血瘀阻，聚结成块。

（二）饮食不节

过食肥甘厚味，暴饮暴食，饮食无节制，或贪凉饮冷，耗伤脾气，致脾胃虚弱，气血运行不畅，而生气滞、血瘀、痰凝病理产物，阻滞乳络而发本病。

（三）肝肾不足

肝藏血，肾藏精，精血同源，肝肾不足，致精血亏虚，冲任失调，使气血瘀滞；肾阳虚则痰湿内结，经脉阻塞，致乳房结块、疼痛，月经不调。

辨 证 分 型

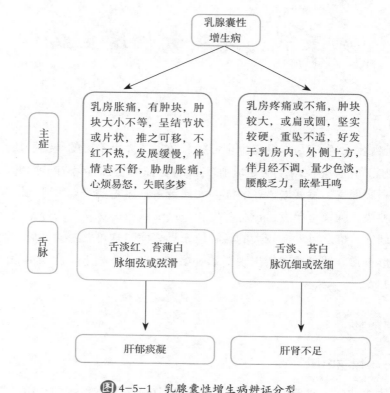

乳腺囊性增生病

主症：
乳房胀痛，有肿块，肿块大小不等，呈结节状或片状，推之可移，不红不热，发展缓慢，伴情志不舒，胁肋胀痛，心烦易怒，失眠多梦

乳房疼痛或不痛，肿块较大，或扁或圆，坚实较硬，重坠不适，好发于乳房内、外侧上方，伴月经不调，量少色淡，腰酸乏力，眩晕耳鸣

舌脉：
舌淡红、苔薄白
脉细弦或弦滑

舌淡、苔白
脉沉细或弦细

肝郁痰凝

肝肾不足

图 4-5-1　乳腺囊性增生病辨证分型

治 疗

肝郁痰凝

处方

手法：推法、点法、摇法、摩法、拿揉法、揉拨法。

部位：风池、肩井、天宗、内关、曲池、中府、膻中、乳根、中脘、厥阴俞、膏肓、肝俞、脾俞、阴陵泉、蠡沟、太冲。

操作

（1）患者仰卧位，施术者立其右侧。

推胸骨：施术者手掌掌面沿胸骨由下而上直推10~15次（图4-5-2），再用手掌掌面沿胸骨向双肩部做分推法5次左右（图4-5-3），注意手指放松。

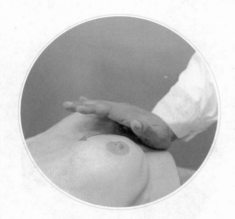

图 4-5-2　直推胸骨

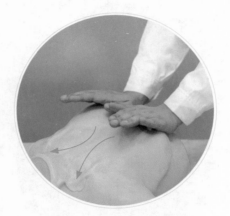

图 4-5-3　分推胸部

点按诸穴：施术者用拇指指端点按乳根、膻中（图4-5-4）、中府、中脘，操作时间为每穴30秒~1分钟，乳房肿块处不宜使用手法，以患者耐受为度。

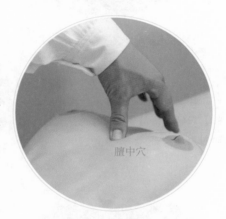

膻中穴

图 4-5-4　点按膻中穴（例）

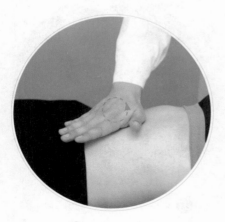

摩腹：施术者将手掌擦热后逆时针摩胃脘部及腹部，手法轻柔，操作时间为3分钟左右（图4-5-5）。

图 4-5-5　摩腹

推前臂：施术者用大鱼际沿前臂内侧自腕部向肘部方向直推3~5次（图4-5-6），用拇指指端点按内关、曲池（图4-5-7），操作时间为每穴30秒~1分钟，以穴位局部出现明显酸胀感为度。

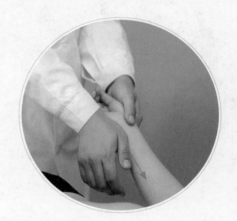

图 4-5-6　推前臂

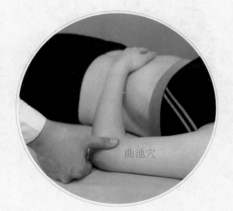

曲池穴

图 4-5-7　点按曲池穴（例）

按揉小腿：施术者用拇指指腹沿小腿内侧自膝至内踝按揉胫骨后缘3分钟（图4-5-8），同时点按阴陵泉、蠡沟、太冲（图4-5-9），以穴位局部出现明显酸胀感为度，操作时间为每穴30秒~1分钟。

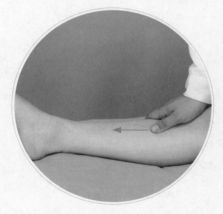

图 4-5-8　指推胫骨内侧

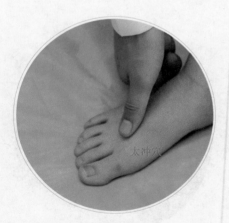

太冲穴

图 4-5-9　点按太冲穴（例）

（2）患者俯卧位，施术者立于其右侧。

点按背部腧穴：施术者用拇指指端点
按厥阴俞、膏肓、肝俞（图4-5-10）、脾
俞，以穴位局部出现明显酸胀感为度，操
作时间为每穴1分钟左右。

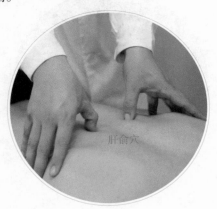

图 4-5-10　点按肝俞穴（例）

揉拨足太阳膀胱经：施术者以掌根沿
患者脊柱两侧足太阳膀胱经由肩部向腰骶
部行揉拨，掌根下有明显滚动感，反复操
作3~5遍（图4-5-11）。

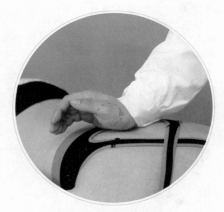

图 4-5-11　揉拨足太阳膀胱经

（3）患者坐位，施术者立于其后侧。

拿揉颈肩部：施术者用拿揉法施于风
池穴，再沿颈椎两侧由上而下作用至大椎
两侧3分钟左右（图4-5-12），重点拿揉
风池、肩井（图4-5-13）2分钟，并点
按肩井（图4-5-14）、天宗，以穴位局部
出现明显酸胀感为度，操作时间为每穴30
秒~1分钟。

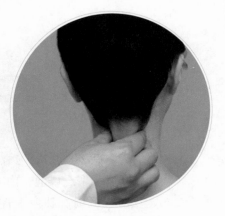

图 4-5-12　拿揉颈部

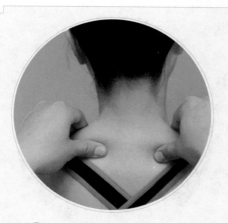

图 4-5-13　拿揉肩井穴（例）

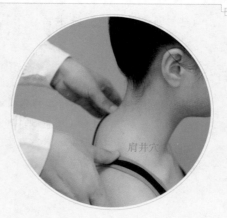

图 4-5-14　点按肩井穴（例）

摇肩：一手托握肘部，使其前臂搭放于术者前臂上，另一手按压于受术者肩关节上方固定，手臂部协调施力，使肩关节做从小到大幅度的环转运动。操作20~30圈（图4-5-15）。

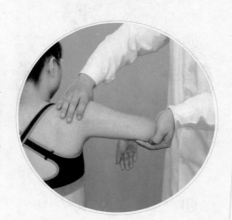

图 4-5-15　摇肩

肝肾不足

处方

手法：推法、点法、摩法、擦法、拿揉法、按揉法。

部位：肩井、天宗、风池、内关、曲池、中府、乳根、膻中、中脘、天枢、关元、气海、肝俞、脾俞、肾俞、命门、阴陵泉、足三里、丰隆、三阴交。

◈ 操作

（1）患者仰卧位，施术者立于其右侧。

直推胸骨：施术者手掌掌面沿胸骨由下而上直推 10~15 次（图 4-5-16），再用手掌掌面沿胸骨向双肩部做分推法 10 次（图 4-5-17），注意手指放松。

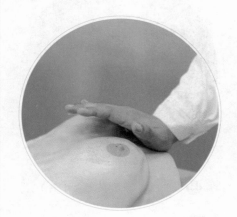

图 4-5-16　直推胸骨

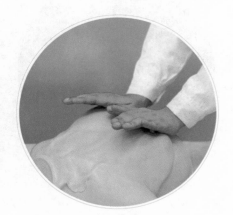

图 4-5-17　分推胸部

点按诸穴：施术者用拇指指端点按中府、膻中、乳根、中脘（图 4-5-18），操作时间为每穴 30 秒~1 分钟，乳房肿块处不宜使用手法，以患者耐受为度。

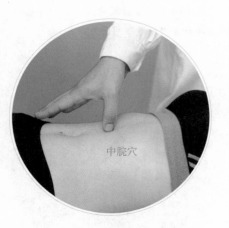

图 4-5-18　点按中脘穴（例）

摩腹部：施术者用擦热之手掌掌面顺时针摩胃脘部及腹部，手法轻柔（图4-5-19），操作时间为3分钟左右；并点按中脘、天枢、气海、关元（图4-5-20），操作时间为每穴1分钟左右。

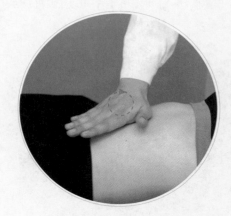

图 4-5-19　摩腹

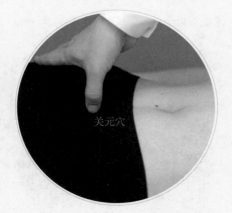

图 4-5-20　点按关元穴（例）

掌推前臂：施术者用大鱼际沿前臂内侧自肘部向腕部方向直推3~5次（图4-5-21），同时用拇指指端点按内关、曲池（图4-5-22），操作时间为每穴30秒~1分钟，以穴位局部出现明显酸胀感为度。

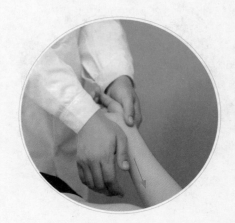

图 4-5-21　掌推前臂

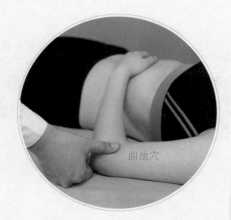

图 4-5-22　点按曲池穴（例）

按揉小腿：施术者用拇指指腹自膝至内踝按揉小腿胫骨后缘3分钟左右（图4-5-23），同时点按阴陵泉、足三里（图4-5-24）、丰隆、三阴交，操作时间为每穴30秒~1分钟，以穴位局部出现明显酸胀感为度。

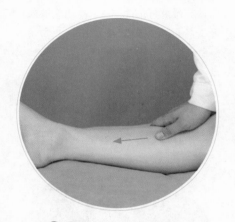

图 4-5-23　指推胫骨内缘

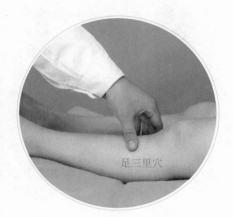

图 4-5-24　点按足三里穴（例）

（2）患者俯卧位，施术者立于其右侧。

按揉背部腧穴：施术者用拇指指腹按揉肝俞（图4-5-25）、脾俞，待患者微有酸胀感后改为指端点按肝俞（图4-5-26）、脾俞，点按时动作由轻到重，至穴位局部有明显酸胀感为度，操作时间为每穴30秒~1分钟。

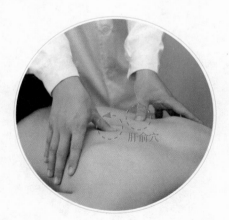

图 4-5-25　按揉肝俞穴（例）

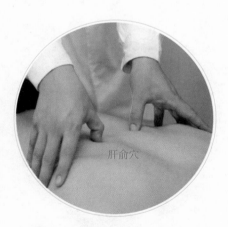

图 4-5-26　点按肝俞穴（例）

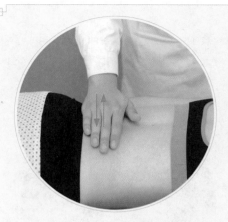

掌擦腰骶部：在操作部位涂抹具有药用且有润滑作用的介质，施术者用掌擦法施于肾俞、命门及腰骶部（图4-5-27），以局部皮肤发红深层透热为度。

图 4-5-27　掌擦腰骶部

（3）患者坐位，施术者立于其后侧。

拿揉颈肩部：施术者拇指与其余四指相对用力，以拿揉法施于双侧风池穴（图4-5-28），再沿颈椎两侧由上而下操作至大椎穴两侧，继而提拿两侧肩部（图4-5-29），3~5分钟，并点按肩井（图4-5-30）、天宗，以穴位局部出现明显酸胀感为度，操作时间为每穴30秒~1分钟。

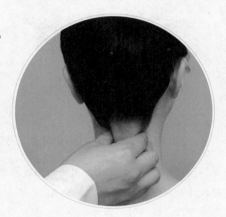

图 4-5-28　拿揉颈部

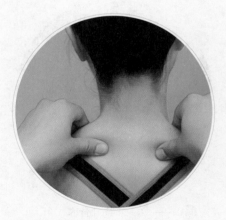

图 4-5-29　拿揉肩部（例）

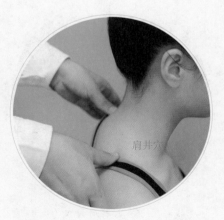

图 4-5-30　点按肩井穴（例）

常用穴位

穴位名	标准定位	简易取穴
安眠	翳风穴与风池穴连线的中点，耳垂后的凹陷与枕骨下的凹陷连线的中点处	—
八髎	又称上髎、次髎、中髎和下髎，左右共 8 个穴位，分别在第一、二、三、四骶后孔中，合称"八穴"	—
百会	前发际正中直上 5 寸，或两耳尖连线的中点	两耳尖连线中点处即是
不容	脐中上 6 寸、旁开 2 寸	—
承山	委中与昆仑之间，伸直小腿时腓肠肌下出现尖角凹陷处	直立，足尖着地，足跟用力上提，小腿后正中，肌肉紧张而出现"人"字尖下凹陷处即是
次髎	第二骶后孔中，当髂后上棘内下方	俯卧位，骨盆后面，从髂嵴最高点向内下方骶角两侧循摸一高骨突起，此处即是髂后上棘，与之平齐，骶骨正中突起处是第一骶椎棘突，髂后上棘与第二骶椎棘突之间，即第二骶后孔，亦为次髎穴
大肠俞	第四腰椎棘突下旁开 1.5 寸	髂嵴最高点的连线与脊柱之交点即为第四腰椎棘突下，由此向双侧各旁开两横指（食、中指）处即是
大横	脐中旁开 4 寸	仰卧位，由乳头向下作与前正中线相平行的直线，再由脐中央作一水平线，此两线的相交点即是
大椎	第七颈椎棘突下凹陷中	坐位低头，项后最上方突起之椎骨（其特点是该椎骨用手按住时能感到随颈部左右摇头而活动）的下缘凹陷处即是

穴位名	标准定位	简易取穴
胆俞	第十胸椎棘突下旁开 1.5 寸	取穴法类似膈俞，由膈俞穴再向下推三个椎骨为第十胸椎，该椎骨棘突下双侧各旁开两横指（食、中指）处即是
地仓	目正视，瞳孔直下，口角外侧	正坐位，平视，瞳孔直下垂线与口角水平线相交点即是
定喘	大椎穴旁开 0.5 寸	以大拇指指关节横纹中点压在大椎穴（依上法定大椎穴）上，其两侧纹头边缘所在处即是
肺俞	第三胸椎棘突下旁开 1.5 寸	由大椎穴再向下推三个椎骨为第三胸椎，该椎骨下缘旁开两横指（食、中指）处即是
丰隆	外踝尖上 8 寸，距胫骨前嵴二横指	外膝眼（犊鼻）穴与外踝前缘平外踝尖处的连线中点，距胫骨前脊约二横指处即是
风池	后发际正中上 1 寸，胸锁乳突肌与斜方肌上端之间的凹陷处	俯伏坐位，从枕骨粗隆两侧向下推按，当至枕骨下凹陷处与乳突之间时，用力按有麻胀感处即是
风府	后发际正中直上 1 寸	坐位，头伏位，后发际中央直上一横指处即是
风门	第二胸椎棘突下旁开 1.5 寸	由大椎穴再向下推两个椎骨为第二胸椎，该椎骨下缘旁开两横指（食、中指）处即是
内关	腕横纹上 2 寸，掌长肌腱与桡侧腕屈肌腱之间	仰掌，微屈腕关节，在掌后第一横纹上二个拇指，当在这两条大筋处即是
腹结	大横下 1.3 寸，前正中线旁开 4 寸	—
肝俞	第九胸椎棘突下旁开 1.5 寸	取穴法类似膈俞，由膈俞穴再向下推两个椎骨为第九胸椎，该椎骨棘突下双侧各旁开两横指（食、中指）处即是
膏肓	第四胸椎棘突下旁开 3 寸	由大椎穴再向下推四个椎骨为第四胸椎，该椎骨下缘旁开四横指处即是

穴位名	标准定位	简易取穴
膈俞	第七胸椎棘突下旁开 1.5 寸	正坐或俯卧位，从肩胛骨下角水平摸到第七胸椎，由其胸椎棘突下双侧各旁开两横指（食、中指）处即是
关元	腹正中线上，脐中下 3 寸	脐中直下四横指处即是
归来	脐中下 4 寸，旁开 2 寸	前正中线上，耻骨联合上缘上一横指（拇指），中极穴旁外两横指处即是
行间	足背第一、二趾间缝纹端	足背内侧，第一、二趾间连接处的缝纹头即是
合谷	手背第一、二掌骨间，当第二掌骨桡侧中点处	—
滑肉门	脐中上 1 寸，旁开 2 寸	—
颊车	下颌角前上方约一横指，当咀嚼时咬肌隆起处	当上下齿咬紧时，在咬肌隆起的高点处
肩井	当第七颈椎棘突下（大椎）与肩峰端连线的中点上	—
角孙	折耳廓向前，耳尖直上入发际处	—
睛明	目内眦角稍上方凹陷处	—
厥阴俞	第四胸椎棘突下旁开 1.5 寸	由大椎穴再向下推四个椎骨为第四胸椎，该椎骨下缘旁开两横指（食、中指）处即是
孔最	腕横纹上 7 寸，尺泽与太渊穴的连线上	先取掌后第一腕横纹及肘横纹之间的中点，由中点向上量一拇指（1寸），平该点水平线，摸前臂外侧骨头的内缘（桡骨尺侧）即是
蠡沟	内踝尖上 5 寸，胫骨内侧面的中央	脐中上 4 寸，旁开 2 寸
灵道	尺侧腕屈肌腱桡侧缘，腕横纹上 1.5 寸	—
率谷	当耳尖直上入发际 1.5 寸	—
命门	第二腰椎棘突下凹陷中	直立，由肚脐中作一线环绕身体 1 周，该线与后正中线的交点即是

穴位名	标准定位	简易取穴
内庭	足背第二、三趾间的缝纹端	足背，第二、三趾缝纹端正中后上5分（约半横指），在第二、三跖趾关节前凹陷中即是
膀胱俞	骶正中嵴旁1.5寸，平第二骶后孔	俯卧位，先摸骶后上棘内缘下，其与背脊正中线之间为第二骶后孔，平齐该孔的椎体为第二骶椎，由此向双侧各旁开两横指（食、中指）处即是
脾俞	第十一胸椎棘突下旁开1.5寸	与肚脐中相对应处即为第二腰椎（参考命门穴取穴法），由此腰椎往上摸三个椎体即为第十一胸椎，其棘突下双侧各旁开两横指（食、中指）处即是
期门	乳头直下，第六肋间隙	乳头直下，往下数两根肋骨处（即第六、七肋间隙）即是
气海	腹正中线上，脐中下1.5寸	—
曲池	肘横纹外侧端，屈肘，当尺泽与肱骨外上髁连线中点	—
乳根	乳头直下，第五肋间隙，前正中线旁开4寸	—
三焦俞	第一腰椎棘突下旁开1.5寸	取穴法类似脾俞，与肚脐中相对应处即为第二腰椎（参考命门穴取穴法），由此腰椎往上摸一个椎体即为第一腰椎，其棘突下双侧各旁开两横指（食、中指）处即是
三阴交	内踝尖上3寸，胫骨内侧缘后方	以手四指并拢，小指下边缘紧靠内踝尖上，食指上缘所在水平线与胫骨后缘的交点即是
膻中	前正中线上，平第四肋间，两乳头连线的中点	—
少泽	小指尺侧距甲角0.1寸	小指外侧（尺侧），沿小指指甲的底部与尺侧缘，各引一条直线，其两线的相交点即是
神门	尺侧腕屈肌腱桡侧缘，腕横纹尺侧端	仰掌，在尺侧腕屈肌腱的桡侧缘，腕横纹上取穴

穴位名	标准定位	简易取穴
神阙	脐的中央	—
神庭	前发际正中直上 0.5 寸	—
肾俞	第二腰椎棘突下旁开 1.5 寸	先取命门穴（参考命门穴的取穴法），再由命门穴双侧各旁开两横指（食、中指）处即是
食窦	第五肋间隙，前正中线旁开 6 寸	—
手三里	阳溪与曲池连线上，肘横纹下 2 寸	屈肘立掌，桡侧肘横纹头（即曲池穴）向前二拇指（阳溪穴与曲池穴的连线上）处即是
水道	脐中下 3 寸，旁开 2 寸	—
四白	目正视，瞳孔直下，当眶下孔凹陷中	同身拇指横放在眼下，拇指掌指关节横纹垂直正对瞳孔，横纹上端在眼眶骨下缘中点，横纹下端即是
四神聪	百会穴前后左右各 1 寸处	—
太冲	足背第一、二趾骨结合部之前的凹陷中	足背，由第一、二趾间缝纹头向足背上推，至其两骨联合前缘凹陷中（约缝纹头上二横指）处即是
太溪	内踝尖与跟腱之间的凹陷中	足内踝尖与跟腱边缘的连线中点即是
太阳	眉梢与目外眦之间向后约 1 寸处凹陷中	为眉梢延长线与目外眦延长线之交点处即是
太渊	腕掌侧横纹桡侧，桡动脉搏动处	伸手仰掌，腕横纹上，于桡动脉桡侧凹陷中
天枢	脐中旁开 2 寸	—
天突	胸骨上窝中央	仰靠坐位，胸骨上端凹陷中即是
天溪	第四肋间隙，前正中线旁开 6 寸	—
天宗	在肩胛部，当冈下窝中央凹陷处，与第四胸椎相平	垂臂，由肩胛冈下缘中点至肩胛下角作连线，上 1/3 与下 2/3 处即是，用力按压时有明显酸痛感
头维	额角发际上 0.5 寸，头正中线旁开 4.5 寸	额角向上 5 分（约半横指）处即是
外关	阳池与肘尖的连线上，桡骨与尺骨之间，腕背横纹上 2 寸	立掌，腕背横纹中点上二拇指，前臂两骨头（桡骨、尺骨）之间即是
完骨	当耳后乳突的后下方凹陷处	—

穴位名	标准定位	简易取穴
委阳	腘横纹外侧端，股二头肌腱的内侧	—
委中	腘横纹中央	俯卧位，微屈膝，腘窝横纹的中点，即股二头肌肌腱与半腱肌腱的中点即是
胃俞	第十二胸椎棘突下旁开 1.5 寸	取穴法类似脾俞，与肚脐中相对应处即为第二腰椎（参考命门穴取穴法），由此腰椎往上摸两个椎体即为第十二胸椎，其棘突下双侧各旁开两横指（食、中指）处即是
屋翳	第二肋间隙，前正中线旁开 4 寸	—
心俞	第五胸椎棘突下旁开 1.5 寸	取穴法类似膈俞，由膈俞穴再向上推两个椎骨为第五胸椎，该椎骨棘突下双侧各旁开两横指（食、中指）处即是
血海	髌骨内上缘上 2 寸，股四头肌内侧头的隆起处	患者屈膝，医者以左手掌心按于患者右膝髌上缘，二至五指向上伸直，拇指约呈 45° 角斜置，拇指尖下是穴
阳白	目正视，瞳孔直上，眉上 1 寸	眼睛平视前方，由眉毛中点直上一横指处即是
阳池	腕背横纹中，指总伸肌腱尺侧缘凹陷中	—
阳陵泉	当腓骨头前下方凹陷处	坐位，屈膝成 90°，膝关节外下方，腓骨小头前缘与下缘交叉处有一凹陷即是
腰阳关	第四腰椎棘突下凹陷中	俯卧，先摸及两胯骨最高点，平这两个最高点的脊椎即为第四腰椎，其棘下的凹陷处即是
翳风	耳垂后方，当乳突与下颌角之间的凹陷中	—
阴陵泉	胫骨内侧髁后下方凹陷中	取坐位，用拇指沿小腿内侧骨内缘（即胫骨内侧）由下往上推，至拇指抵膝关节下时，胫骨向内上弯曲之凹陷即是
印堂	两眉头连线的中点	仰卧位，两眉头连线之中点处即是

穴位名	标准定位	简易取穴
膺窗	第三肋间隙，前正中线旁开 4 寸	—
迎香	鼻翼外缘中点旁，当鼻唇沟中	仰卧位，鼻唇沟平鼻翼外缘的中点处即是
涌泉	足底第二、三趾趾缝纹端与足跟连线的前 1/3 与后 2/3 交点处，足趾跖屈时呈凹陷	仰卧位，五个足趾屈曲，屈足掌，当足底掌心前面（约足底中线前 1/3 处）正中之凹陷处即是
鱼际	第一掌骨中点桡侧，赤白肉际处	屈肘立掌，手掌桡侧掌指关节后第一掌骨中间，赤白肉际（即手掌面与背面交界处）即是
鱼腰	眉毛的中心	—
云门	前正中线旁开 6 寸，锁骨下窝凹陷处，肩胛骨喙突上方	—
攒竹	眉头凹陷中	皱起眉头，可见眉毛内侧端隆起处即是
章门	第十一肋游离端的下方	直立，上臂紧贴胸廓侧面，屈肘，手指按压同侧缺盆处，肘尖所指处即是
至阳	第七胸椎棘突下凹陷中	—
中府	前正中线旁开 6 寸，平第一肋间隙处	—
中极	腹正中线上，脐中下 4 寸	仰卧位，前正中线延长至下腹部之耻骨联合处，由此交点处向上一横指处即是
中脘	腹正中线上，脐中上 4 寸	—
足三里	犊鼻下 3 寸，胫骨前嵴外一横指	站位，用同侧手掌张开虎口，围住髌骨上外缘，四指直指向下，中指尖所指处即是
桥弓	位于人体脖子两侧的大筋上，左右移动头部的时候都能感觉到	—